理学療法MOOK **19**

ニューロリハと理学療法

責任編集

大畑光司（京都大学大学院 医学研究科 人間健康科学系専攻）

三輪書店

シリーズ編集

福井　勉（文京学院大学大学院　保健医療科学研究科）

神津　玲（長崎大学大学院　医歯薬学総合研究科　医療科学専攻）

大畑光司（京都大学大学院　医学研究科　人間健康科学系専攻）

甲田宗嗣（広島都市学園大学　健康科学部　リハビリテーション学科）

歴代シリーズ編集（五十音順）

黒川幸雄，高橋正明，鶴見隆正

本書に関するご質問・ご意見

　本書に関するご質問・ご意見等を電子メールにて受け付けています．ご住所，お名前，お電話番号等をご記入のうえ，理学療法MOOK編集室（ptmook@miwapubl.com）までお寄せください．ただし、本書の内容と関係のないご質問や，本書の範囲を超えるご質問にはお答えできませんので，ご了承ください．個人情報については，適正に管理を行い，他の目的に利用することはありません．

編集にあたって

　京都の鬼門に位置する比叡山延暦寺は，奈良時代末期に当時 19 歳の伝教大師最澄が草庵を結んだのが始まりとされています．以来，この寺は 1200 年もの年月にわたり，日本史に多大な影響を与えるさまざまな高僧を輩出してきました．この寺の境内を進み，有名な根本中堂にさしかかると，その門の手前に「山家学生式」と書いた石碑があることに気づきます．山家学生式とは伝教大師が比叡山において国の宝となる人材を育成するための理念や規範であり，石碑にはその冒頭部分が刻まれています．このなかで古人の引用として，「能く言ひて行ふこと能はざるは国の師なり．能く行ひて言ふこと能はざるは国の用なり．能く行ひ能く言ふは国の宝なり」という言葉が記されています．よく発言し実行できない人は国の師で，よく実行して発言できない人は国の役に立つ人だとしています．もちろん，よく発言し，実行もできる人が国の宝なのはいうまでもないことですが，実行できないとしても発言し論ずることができる人は国の師だというのです．一般的に不言実行が美徳とされることは多いですが，不言実行では多くの人を教え導くことはできません．発言により多くの人の共感を得ることは（つまり，国の師になることは），単に一人で行動するより（つまり国の用となるより）もっと重要なことなのではないかと考えさせられる言葉です．国の師とは，言葉により多くの力を正しい方向に向ける人のことを指すのかもしれません．

　ニューロリハビリテーションという分野は，これまでのリハビリテーションの考え方を大きく変える可能性をもっています．この分野においては神経学的な背景に立脚した手法と医学的根拠を両立させることを念頭に，さまざまな可能性が議論されています．ですが残念なことに，このような流れをこれまでにもあった一過性の流行とみなす理学療法士は少なくないでしょう．そして，自分には関係のないものとして，無視するかもしれません．しかし，もし本書で紹介するようなリハビリテーションの新しい方法論が正しくないとすれば，そのことを吟味し議論すべきではないでしょうか．もし効果的だとするのであれば，その効果を広めるべきではないでしょうか．そのように理学療法の方法論について多くの発言を重ねることが，より高いレベルの理学療法を対象者に提供する素地をつくるのではないかと思います．本書が，そのように国の師となる理学療法士を数多く輩出するための一助となることができれば幸いです．しかし，発言も行動もしない者のことを古人はこういっています．「ただ言ふこと能はず行ふこと能はざるを国の賊となす」．

　　2016 年 3 月吉日

　　　　　　　　　　　　　　　　　　　　　　　　　　　　　　　大畑光司

目　次

第1章　ニューロリハビリテーションの原理と実際

1．ニューロリハビリテーションの運動学習について……………………大須理英子　　2
2．脳卒中リハビリテーションにおける痙縮とボツリヌス治療…………原　寛美　　9
3．rTMS と半球間抑制 …………………………………… 角田　亘，安保雅博　20
4．経頭蓋直流電気刺激（tDCS）を用いたニューロモデュレーション
　　…………………………………………………… 竹内直行，出江紳一　27
5．CI 療法と運動学習…………………………… 花田恵介，竹林　崇，道免和久　35
6．HANDS therapy …………………………………………… 藤原俊之　46
7．リハビリテーション・ロボティクス………… 平野　哲，才藤栄一，田辺茂雄　53

第2章　ニューロリハビリテーションにおける理学療法の役割

1．半球間抑制の概念を考慮した理学療法…………………………… 阿部浩明　64
2．運動学習課題と理学療法…………………………………………… 山上菜月　73
3．痙性麻痺が運動に及ぼす影響とそれを考慮した理学療法
　　…………………………………………………… 澁田紗央理，大畑光司　81
4．脳卒中者に対する体重免荷トレッドミルを用いた理学療法………… 甲田宗嗣　90
5．機能的電気刺激を使った理学療法………………………………… 生野公貴　101
6．筋電図バイオフィードバックを使った理学療法……………………… 工藤弘行　113
7．リハビリテーション・ロボティクスを用いた理学療法の考え方…… 大畑光司　121
8．脳血管障害後疼痛のニューロリハビリテーション………… 西上智彦，壬生　彰　130

第1章

ニューロリハビリテーションの原理と実際

　ボツリヌスをはじめとした spasticity control，tDCS や TMS など neural modulation，CI 療法にみられる運動学習に対する考え方，ロボティクスリハビリテーションによる高頻度反復など，近年の脳卒中リハビリテーションの発展はより大きな運動学習効果を生む技術革新の可能性を秘めている．本章はそれぞれの分野の第一人者の先生方に日進月歩の中枢神経疾患に対するリハビリテーションの概説とトレーニングのあり方を論述していただく．

1 ニューロリハビリテーションの運動学習について

大須理英子[*1]

🔒 Key Questions

1. ニューロサイエンスとリハビリテーションの融合とは
2. 脳科学からみた運動学習の特性とは
3. 脳科学からみた推奨される学習条件とは

ニューロリハビリテーションとは

長らく成人の脳は変化しないと信じられてきたが，近年それに反するデータが次々と示されている．特に，脳イメージング技術の飛躍的な進歩により，数週間から数時間といった短期間の学習によっても脳に構造的な変化が現れることが明らかになってきた．ニューロリハビリテーションとは，このような脳神経の可塑性を引き出し，機能回復につなげようという動きとともに盛んに使われるようになってきたことばであり，同時に，ニューロサイエンスの成果をリハビリテーションに応用しようという気概が含まれる．

背景には，日本のリハビリテーションにおいて，「麻痺側の回復を諦め」「非麻痺側での日常生活を確立する」日常生活活動（ADL：Activity of Daily Living）重視の傾向が強かったことがある．ニューロサイエンスの成果に牽引される形で，麻痺側を回復させる，麻痺

側を再学習させる，といったチャレンジが広く行われるようになってきている．特に慢性期における機能回復の可能性を知らしめたCI療法（Constraint Induced Movement Therapy）の貢献は大きいといえる．

現在は，CI療法のような訓練法の工夫に加え，電気刺激，磁気刺激，ロボット，Brain-Machine Interface（BMI）など，さまざまな手法が導入されているが，ニューロリハビリテーションの目標は一つ，脳の可塑性を誘導して機能回復を実現すること，といってよいだろう．

脳の可塑性の証拠

可塑性による機能回復の可能性を示すものとして知っておくべきは，Nudoら[1]の仕事であろう．彼らは，リスザルの一次運動野の狙った一部に電気刺激で局所的に梗塞をつくることに成功した．これにより手の領域の一部を損傷させ，対側の手に麻痺を生じさせた．その後，手のリハビリテーションをする群としない群に分けて観察したところ，梗塞1カ月後，リハビリテーションを実施した群でのみ

[*1] Rieko Ohsu／株式会社国際電気通信基礎技術研究所 脳情報通信総合研究所

手の領域が維持・拡大し，実施しなかった群の手の領域は退縮していた．これは，「リハビリテーション」と「不使用」，両者に伴う可塑的変化を鮮やかに示した実験であった．Nudoらの実験の後，わが国でもMurataら[2]がマカクザルの実験で機能回復の過程，関連部位，遺伝子表現などを詳細に調べ，回復のメカニズムに迫っている．

さらに，ここ数年で，脳の灰白質の体積を可視化するVoxel Based Morphometry（VBM）や，白質の線維方向性を可視化する拡散テンソル画像（DTI：Diffusion Tensor Imaging）といったMRI画像解析技術が進歩し，人間においても脳構造変化を評価することができるようになってきた．例えば，ロンドンのタクシードライバーの海馬の体積が普通の人より大きい[3]，ジャグリングを練習すると運動視に関わる部分の体積が大きくなる[4]といった研究を皮切りに，多くの研究が行われるようになった．リハビリテーションに関係するものとしては，けがで右手を2週間固定した時の運動関連領野の構造変化をみた研究がある[5]．固定する前と比較したところ，右手に関連する左半球の一次感覚野と一次運動野において，皮質の体積の減少がみられたと報告している．一方で，右手の代償として使用した左手に関連する右半球の一次運動野では体積の増加が観察されている．運動関連領野においても，使うと増えるだけではなく使わないと比較的短期間でその体積が減ることは，学習された不使用（learned non-use）の神経基盤の一端を示唆しており，たいへん興味深い．おそらく，脳卒中後も非麻痺側での代償が訓練の中心である場合は，同様の変化が起こっている可能性が高い．一方で，CI療法後に日常生活での麻痺手の使用を促すトランスファーパッケージ（transfer package）を実行した場合は，両側の運動関連領野の体積が増加するという報告[6]もあり，成人の脳にもダイナミックな変化が起こっていると考えられている．

可塑性の要因としては，シナプス結合強度の変化と神経細胞自体の形態的変化が想定されており，損傷やその後の訓練においては，双方が起こっているようである．シナプス結合強度の変化については，Hebbにより提唱されたHebb学習則が有名である．すなわち，シナプス前細胞と時間的に一致してシナプス後細胞が興奮した時に，そのシナプスの伝達効率が上昇する．海馬や皮質で観察される長期増強は，このHebb学習則を実装していると考えられている．

運動学習の理論

このような可塑性を導くのは，脳に備わっている学習能力であり，それには3種類のメカニズムがあると整理されてきた[7]．

第1の学習メカニズムは，外界の統計的性質に基づく教師なし学習である．入力が多いものを表現する部分が自然に大きくなり，逆に入力が少ないと表現も小さくなる．これを計算機上で再現するものとして，コホーネンネットと呼ばれる自己組織化モデルがよく知られており，「脳の中では似た情報をもつものが近くに表現される」という原理に沿うことで，運動野のマップやNudoらの論文[1]で示された損傷後の脳内表現の変化を再現することに成功している[8]．なお，Doya[7]は，教師なし学習は大脳皮質で行われていると想定している．

第2の学習メカニズムは，強化学習といわれ，たまたま行った行為がよい結果を導いた，すなわち報酬が得られたら，その行為を覚えて繰り返すようになるというものである．逆に行為の結果，好ましくない事態に陥った時（罰）には，その行動は忌避されるようになる．この報酬に基づく学習には，大脳基底核が深

く関わっていることが，Schultz ら[9]の研究によりわかってきた．Schultz らによると，サルが「ランプがついた時にレバーを押したらジュースがもらえる」という課題を行うと，ドパミン細胞は，はじめはジュースがもらえた時に反応する．学習が進むと，ランプがついた時に反応し，ジュースがもらえた時にはもう反応しなくなる．一方，ランプがついてもジュースがもらえないと，ドパミン細胞の活動は低下してしまう．このことから，ドパミン細胞は期待していた報酬と得られた報酬の違い（報酬予測誤差）をコードしていると考えられる．その後，人間を被験者としたfunctional MRI（fMRI）実験においても，皮質と大脳基底核のネットワークにおいて報酬予測が表現されており，しかも短期的予測と長期的予測で表現される部位が違うことが示されている[10]．報酬，褒めることの重要性は，リハビリテーションの臨床研究においても，国際的な多施設ランダム化比較試験によって示されている[11]．この研究では，歩行訓練の都度，10 m 歩行の評価結果を，励ましや褒めることばとともに伝えた場合と，評価結果を伝えない場合で比較し，伝えた場合のほうが歩行の改善が有意に大きかった．強化学習の仕組みは，リハビリテーションの結果にも重要な影響を及ぼすことが示唆される．

　第 3 の学習メカニズムは，誤差に基づく学習であり，主に新しい環境に適応していく時に使われる．視覚運動変換を加えたり環境のダイナミクスを変えたりした条件下で，腕の到達運動の学習を観察する行動実験とそれを説明するモデルによって調べられてきた[12,13]．例えば，新しい環境では思うように手足を動かすことができない．それは，頭の中にある環境のモデル（内部モデル）が現実と違っていて，環境に合った運動指令が計算できないからである．実際に動かした後，動かしたいと思った目標の動きと，実際の動き

の差（誤差）を計算することで，内部モデルを現実に合うように修正することができる．強化学習とは違い，どちらの方向に修正すればよいかを教えてくれる先生がいるということで，教師あり学習といわれる．この内部モデルの学習には，早く覚えてすぐ忘れてしまうシステムと，ゆっくり覚えてなかなか忘れないシステムがあるといわれており，時定数の異なる 2 つのシステムを想定することで，運動学習実験の結果がよく説明できる．また，複数の似通った環境の内部モデルを同時に学習し保持することは難しく，環境によって姿勢を変えたり，練習方法に工夫をしたりすることが必要である[14]．特に，同じ環境を一度に練習し，違う環境をまた一度に練習するブロック型のスケジュールよりは，複数の環境をランダムにまぜて練習するランダムスケジュールのほうが，学習には時間がかかるが記憶に残りやすいことが知られている[15]．この現象は，文脈干渉（contextual interference）といわれており，運動学習だけではなく言語学習などでも起こる[16]．訓練スケジュールは，リハビリテーションにも容易に応用可能である．そこで，脳卒中患者における文脈干渉を調べたところ，興味深い結果がえられている[17]．すなわち，視空間のワーキングメモリーに障害がある症例では，健常者とは異なり文脈干渉は起こらず，ブロックスケジュールであっても記憶に残るというのである[17]．これらの結果は，健常者の実験結果が必ずしも，そのまま患者例に適応できるわけではないことを示しており，またこのような現象を説明することで記憶メカニズムや疾患の理解が進むであろう．

リハビリテーションにおける運動学習の応用例

　このような運動学習や計算モデルの考え方

がバックグラウンドにあり，それを応用したリハビリテーションが提案されつつある．

運動学習の行動実験で，環境ダイナミクスを変化させるためのロボットが元になって開発されたのが，上肢リハビリテーションのためのMIT-MANUSであり，以来，数々のロボットがリハビリテーション場面に導入されてきた．これらは有望性に対するアピールがある一方で，通常のリハビリテーションより効果があるとはいえないというメタ解析の結果も報告されている[18]．すなわち，同程度の集中訓練を療法士の手でやった場合と比べて，その効果には差がなく，現段階では訓練の効率化という点では有効であるが，ロボットだからこその新機軸は見出されていない．とはいえ，さまざまな試みを通じて示唆されたこともある．

一つは，ロボットが他動的に動かすだけでは回復には不十分であり，患者自身が動かそうという意思をもって動かすことが重要である点である．これは，Hebb学習則的なメカニズムが可塑性の基盤にあると考えると理解しやすい．すなわち，他動的な運動により脳に伝達される情報と，動かそうとする脳からの出力信号とが時間的に一致することで介在する神経の可塑性が促される．これは他動運動だけでなく，末梢への電気刺激でも同様であり，動かそうとした時に電気刺激を加えることで，より効果が期待される（図1）[19〜21]．このような背景から現在のロボットリハビリテーションは，麻痺が中等度から軽度の患者に対しては課題を遂行するのに必要最低限のアシストを行い，麻痺が重度の患者に対しては，なんらかの手段で運動意図を検出し，そのタイミングに合わせて他動的に動かす，といった方向で開発が進んでいる[22]．後者における運動意図の検出には，速度や力といった運動そのものや，筋電図や脳波といった生体信号が使用される．特に筋電図でさえも観察

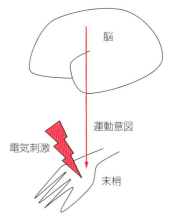

図1 同時に起こることが大切

されない重度のケースや，筋電図が観察されても不随意運動と判別がつかないケースについては，脳波で意図を検出しようと積極的に研究が進められている[23,24]．

ロボットを使用したリハビリテーションの仕組みで，一つ注目を集めているのが，エラーオーグメンテーション（誤差強調）である．目標の動きと実際の動きの差を強調して患者にフィードバックすることで，誤差に基づく学習を促進しようという考え方であり，主に上肢の訓練で一定の効果が検証されている[25]．例えば，麻痺上肢の訓練を，これまでの健常上肢の内部モデルを誤差情報に基づいて修正する（教師あり学習）過程だと考えると，強調された誤差は修正の方向をよりわかりやすく示すことになる．一方で，麻痺が重度であり，これまでの健常上肢の内部モデルと麻痺上肢（が必要とする内部モデル）がかけ離れている場合は，誤差に基づいた修正は有効ではないことが示唆されている[26]．誤差がある程度の範囲におさまらず大きすぎると，教師あり学習はうまく進まない．おそらく，このような段階では，教師あり学習より強化学習的なメカニズムのほうがより働いており，誤差を強調するのではなく適度にアシストして目標に近づけることが効果的であると考えられる（図2）．

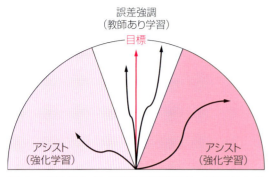

図2 誤差が小さい時は誤差強調を，誤差が大きい時はアシストを

　機能回復が「麻痺手」という新しい環境への適応，内部モデルの学習であるという考え方がある一方，機能回復はスキルの学習に近いのではないかという興味深い議論も最近展開されている[27]．彼らの議論によれば，新規の環境に対する適応とスキルの学習は異なる現象であり，前者は目標からの誤差を小さくするのに対して，後者は運動のばらつき，分散を小さくすることであると考える．そもそも生体の動きでは，速さと正確さの間にトレードオフ（speed-accuracy trade-off）が存在することが知られている．この速さと正確さの関数をシフトさせ，より速くて正確な動きを実現できるように練習するのがスキル学習であり，麻痺手はこの関数が逆方向にシフトした状態（ゆっくりで不正確）であると想定することができる．これらの議論からは，患者の動きがコンスタントに一定方向にバイアスがかかってうまくいかないのか，動きにばらつきがあってうまくいかないのかによって，アプローチを変えることが有効である可能性が示唆される．

　運動学習では，運動の結果を評価したり誤差を計算したりするための感覚フィードバック情報が重要になってくるが，脳卒中の結果，体性感覚情報が脳に伝達されない，いわゆる感覚麻痺になる場合がある．重度の感覚麻痺があると，運動機能の障害が軽度であっても，麻痺手を日常生活で使用しなくなってしまい，特に対象物操作に支障をきたす場合があることが知られている．例えば，対象物を操作させるのに必要十分な力を発生させるための運動指令を計算することができず，力を出しすぎて振動してしまったり，力が足りなくて落としてしまったりする．運動学習の観点から考えると，感覚フィードバックによる誤差入力がないため，内部モデルが徐々に変質してきてもそれを正しいものにアップデートすることができない，というような状況を想定してみることが可能である．われわれは，感覚入力により常に脳内における外界（自分自身の手足も含む）の表現と実際の外界がマッチするように微調整しているのである．そこで，このような患者に，感覚フィードバックのループを人工的に構成すると，麻痺手が使用できるようになった例がある[28]．具体的には，感覚麻痺のある手指の圧力をその大きさに比例する皮膚電気刺激で感覚麻痺のない場所に提示する．このシステムを装着すると，これまで困難であった対象物操作が可能になり，またシステムを装着した状態で訓練を重ねた結果，システムを外しても対象物の操作能力が向上していた．これは，出力する運動指令とその結果による手指から発生する力との間のマップが，訓練を通じて脳内で再構築されたことを示唆する．

　最後に，「学習された不使用」の話に戻る．感覚麻痺の例でみられるように，いくら機能自体が回復していても，その機能を日常生活に使用できなければ，リハビリテーションが成功だったとはいえない．CI療法でも，入院中にある程度の回復がみられても，退院後，逆戻りして日常生活で使わなくなってしまうケースがあると報告されている．つまり，回復があるレベルまで到達しなければ不使用になり，そのレベルを超えると日常生活で使用

するようになり回復が促進される，というようなモデルで，CI療法後の使用の推移を説明することができる[29,30]．一定レベルの機能の回復が重要であるのはもちろんであるが，麻痺手を積極的に使うということ自体を強化することも重要である．CI療法後のtransfer packageは，それを目指したものであり，麻痺手を使うことに動機と喜びを付与することによって報酬による強化学習メカニズムが起動されているのではないかと想定される．これまで麻痺手の使用を強化するような訓練プログラムは，あまり提案されてこなかった．麻痺手の使用の評価についても，これまでMAL（Motor Activity Log）による記述的な評価しかなかったが，最近，定量的な評価法も提案されており[31]，麻痺手使用の強化は，今後のリハビリテーションにおける一つの重要なターゲットとなってもよいであろう．

Conclusion

　ニューロリハビリテーションとは，脳の可塑性に期待し，神経科学で明らかになってきた知見を参照しながら機能回復を目指すものである．脳卒中後の環境の統計的性質により，麻痺側の機能とその脳内表現を失っていくという自然に起こる変化に逆らって，機能と脳内表現を回復させるには，報酬信号や誤差信号をトリガーとした神経への積極的な働きかけが不可欠である．特に，患者自体が麻痺側の運動を意図すること，そしてそのタイミングに合わせたフィードバックが重要であり，また麻痺手を積極的に使うという環境を整えることにより，使えばよくなるというポジティブループに持ち込むことが成功の鍵である．

文　献

1) Nudo RJ, et al：Neural substrates for the effects of rehabilitative training on motor recovery after ischemic infarct. *Science* **272**：1791-1794, 1996
2) Murata Y, et al：Effects of motor training on the recovery of manual dexterity after primary motor cortex lesion in macaque monkeys. *J Neurophysiol* **99**：773-786, 2008
3) Maguire EA, et al：Navigation-related structural change in the hippocampi of taxi drivers. *Proc Natl Acad Sci U S A* **97**：4398-4403, 2000
4) Draganski B, et al：Neuroplasticity：changes in grey matter induced by training. *Nature* **427**：311-312, 2004
5) Langer N, et al：Effects of limb immobilization on brain plasticity. *Neurology* **78**：182-188, 2012
6) Gauthier LV, et al：Remodeling the brain：plastic structural brain changes produced by different motor therapies after stroke. *Stroke* **39**：1520-1525, 2008
7) Doya K：What are the computations of the cerebellum, the basal ganglia and the cerebral cortex? *Neural Netw* **12**：961-974, 1999
8) Aflalo TN, et al：Possible origins of the complex topographic organization of motor cortex：reduction of a multidimensional space onto a two-dimensional array. *J Neurosci* **26**：6288-6297, 2006
9) Schultz W, et al：A neural substrate of prediction and reward. *Science* **275**：1593-1599, 1997
10) Tanaka SC, et al：Prediction of immediate and future rewards differentially recruits cortico-basal ganglia loops. *Nat Neurosci* **7**：887-893, 2004
11) Dobkin BH, et al：International randomized clinical trial, stroke inpatient rehabilitation with reinforcement of walking speed（SIRROWS), improves outcomes. *Neurorehabil Neural Repair* **24**：235-242, 2010
12) Shadmehr R, et al：Error correction, sensory prediction, and adaptation in motor control. *Annu Rev Neurosci* **33**：89-108, 2010
13) Franklin DW, et al：Computational mechanisms of sensorimotor control. *Neuron* **72**：425-442, 2011
14) Gandolfo F, et al：Motor learning by field approximation. *Proc Natl Acad Sci U S A* **93**：3843-3846, 1996
15) Osu R, et al：Random presentation enables subjects to adapt to two opposing forces on the hand. *Nat Neurosci* **7**：111-112, 2004

16) Schmidt RA：Motor control and learning 2nd ed. Human Kinetics, Champaign, 1988
17) Schweighofer N, et al：Mechanisms of the contextual interference effect in individuals poststroke. *J Neurophysiol* **106**：2632-2641, 2011
18) Norouzi-Gheidari N, et al：Effects of robot-assisted therapy on stroke rehabilitation in upper limbs：systematic review and meta-analysis of the literature. *J Rehabil Res Dev* **49**：479-496, 2012
19) Rushton DN：Functional electrical stimulation and rehabilitation--an hypothesis. *Med Eng Phys* **25**：75-78, 2003
20) Fujiwara T, et al：Motor improvement and corticospinal modulation induced by hybrid assistive neuro-muscular dynamic stimulation（HANDS）therapy in patients with chronic stroke. *Neurorehabil Neural Repair* **23**：125-132, 2009
21) Osu R, et al：A pilot study of contralateral homonymous muscle activity simulated electrical stimulation in chronic hemiplegia. *Brain Inj* **26**：1105-1112, 2012
22) Blank AA, et al：Current Trends in Robot-Assisted Upper-Limb Stroke Rehabilitation：Promoting Patient Engagement in Therapy. *Curr Phys Med Rehabil Rep* **2**：184-195, 2014
23) Ramos-Murguialday A, et al：Brain-machine interface in chronic stroke rehabilitation：a controlled study. *Ann Neurol* **74**：100-108, 2013
24) Ono T, et al：Brain-computer interface with somatosensory feedback improves functional recovery from severe hemiplegia due to chronic stroke. *Front Neuroeng* **7**：19, 2014
25) Patton JL, et al：Evaluation of robotic training forces that either enhance or reduce error in chronic hemiparetic stroke survivors. *Exp Brain Res* **168**：368-383, 2006
26) Cesqui B, et al：On the Use of Divergent Force Fields in Robot-Mediated Neurorehabilitation. the 2nd Biennial IEEE/RAS-EMBS International Conference on Biomedical Robotics and Biomechatronics, 854-861, 2008
27) Shmuelof L, et al：How is a motor skill learned? Change and invariance at the levels of task success and trajectory control. *J Neurophysiol* **108**：578-594, 2012
28) Kita K, et al：A pilot study of sensory feedback by transcutaneous electrical nerve stimulation to improve manipulation deficit caused by severe sensory loss after stroke. *J Neuroeng Rehabil* **10**：55, 2013
29) Han CE, et al：Stroke rehabilitation reaches a threshold. *PLoS Comput Biol* **4**：e1000133, 2008
30) Hidaka Y, et al：Use it and improve it or lose it：interactions between arm function and use in humans post-stroke. *PLoS Comput Biol* **8**：e1002343, 2012
31) Han CE, et al：Quantifying arm nonuse in individuals poststroke. *Neurorehabil Neural Repair* **27**：439-447, 2013

2 脳卒中リハビリテーションにおける痙縮とボツリヌス治療

原　寛美[*1]

Key Questions

1. 脳卒中リハビリテーションにおける痙縮とは
2. 脳卒中運動麻痺回復の発症後ステージ理論における痙縮発現時期は
3. 脳卒中リハビリテーションのいかなるステージに，どのようにボツリヌス治療（A型ボツリヌス製剤，BoNT-A）の介入を行っていくのか
4. 痙縮に対するボツリヌス治療はどのように実施するのか

はじめに

　痙縮は，脳卒中をはじめとする中枢神経疾患における随意運動障害時に生じてくる筋緊張の異常な亢進状態を指し，速度依存性の伸張反射の亢進を呈して深部腱反射亢進を伴う運動障害であると定義される[1]．脳卒中後に生じる麻痺肢における痙縮の発現頻度と，発症後時期に関しての systematic review によると，発症頻度は報告によりさまざまであるが，3カ月33％，6カ月43％，1年47％と発症後経時的に発現頻度が増大することが明らかにされている（**表1**）[2]．一方，脳卒中発症から1年以上経過した慢性期においても痙縮が増大することを臨床的にはしばしば経験しており，脳卒中リハビリテーションにおいては生活期にかけての重要な治療テーマとなっている．

　本稿では脳卒中後に生じる痙縮を取り上

げ，その発現メカニズムと2010年からわが国において保険診療が認可されたボツリヌス毒素治療について概説する．

脳卒中運動麻痺回復ステージと痙縮

　脳卒中後運動麻痺の回復について，Swayneら[3]により急性期，3カ月，6カ月以後の時期における回復メカニズムが提唱されている[4,5]（**図1**）．急性期は残存している皮質脊髄路の興奮性（1st stage recovery），3カ月前後では皮質間ネットワークの興奮性（2nd stage recovery），6カ月以後ではシナプスの伝達効率の向上（3rd stage recovery）に依拠するとされている[6]．それぞれわが国の脳卒中医療体制における急性期，回復期，生活期リハビリテーションに該当するといえる．このステージ理論による 2nd stage とは，皮質間におけるγ-アミノ酪酸（$GABA_A$）などが関与する抑制系ニューロンの機能が低下することにより，皮質間における新たなネットワークが生

[*1] Hiroyoshi Hara／桔梗ヶ原病院高次脳機能リハビリテーションセンター

表1 脳卒中後の痙縮発現時期と頻度(文献2)より引用)

■上肢痙縮の頻度,脳卒中患者全体を対象とした研究
・Lundstrom, et al(2010):発症10日4%,1カ月27%,6カ月23%
■上肢痙縮の頻度,脳卒中後片麻痺患者を対象とした研究
・De Jong, et al(2011):48時間10%,10日20%,3カ月42%,6カ月42%
・Kong, et al(2012):3カ月33%,6カ月43%,1年47%(重度痙縮17%)
・Kuiik, et al(2007):急性期から痙縮は変動するが,3カ月までには臨床的にその発現を確認できる
・Pandyan, et al(2010):32週までに痙縮は進展する
■痙縮発現のrisk factors
・運動麻痺,随意運動の減少,脳卒中の重症度,全体的機能レベル

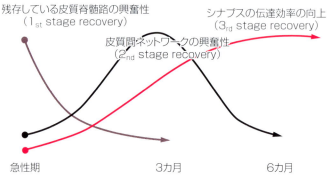

図1 運動麻痺回復のステージ理論(文献4, 5)より引用)

じる時期となる.それにより1st stageでは回復しなかった運動麻痺が回復することにつながる.しかし他方で,誤った可塑性(maladaptive plasticity)が生じる時期でもあるとされ,このmaladaptive plasticityの代表的な症状が痙縮であるとされる[6].したがって,2nd stage recoveryは脳卒中リハビリテーションにおいては「両刃の剣」のステージであるといえる.

Gracies[7,8]は,リハビリテーションの介入を意図した中枢神経障害時の痙縮発現メカニズムについて説明をしている.最初に脳卒中発症直後の麻痺肢筋における不動化に始まり,収縮性のある筋特性が変性して伸張性が減少し,他動運動への抵抗が増大していく末梢で変化が起こる.一方,中枢神経における変化は,やや遅れて発症から4～6週で生じ,皮質運動野(cortical map)が減少してきて,それ

が発症時に比していっそうの麻痺の増悪をもたらす.この2つの変化は,ともに麻痺肢の不使用をもたらし,運動麻痺-不使用-運動麻痺の第1の負のサイクルを生じさせる(**図2**).さらに中枢神経における変化として,誤った分枝・側芽を生じる下行神経路の再配列と脊髄レベルでの反射の増大(ここには**表2**に記した神経機構が関与する)が生じてきて,麻痺肢筋における過活動症候群が生じてくる.伸張反射の亢進のみならず,伸張に異常に過敏な緊張性筋収縮,不随意的モーターユニットレクリートメントの増大(本来,筋活動が生じない状況下で生じる筋活動)が数週で生じてくる.これにより筋過活動-拘縮-筋過活動の第2の負のサイクルが生じてくる(**図3**).こうして脳卒中には3つのimpairmentが認められるようになる.それに対して,それぞれ個別の治療を行うことが求めら

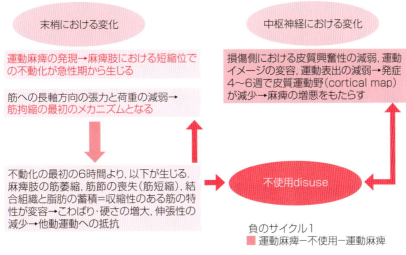

図2 脳卒中における痙縮発現メカニズム①（文献7, 8）より引用）

表2 痙縮に関連ある神経機構の変化（文献9）より引用）

神経反射回路制御機構	
促進系	抑制系
γ運動ニューロンの活動性亢進	Ⅰa群線維終末シナプス前抑制の減少
α運動ニューロンの過剰興奮性	相反性抑制の低下
筋紡錘の感受性上昇	反回抑制の低下
Ⅰa群線維の発芽現象	Ⅰb抑制の低下
シナプス後膜の感受性増大	

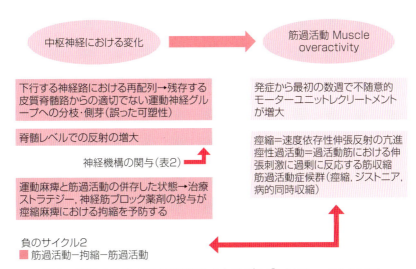

図3 脳卒中における痙縮発現メカニズム②（文献7, 8）より引用）

れるとGraciesは結論している（**図4**）．つまり，運動麻痺に対する治療とは別個に，異常な筋過活動に対しては神経筋ブロック薬剤（ボツリヌス毒素製剤）投与が，拘縮に対しては筋過活動が重度ではない筋に対する集中的運動療法が求められる．これが前述した2つ

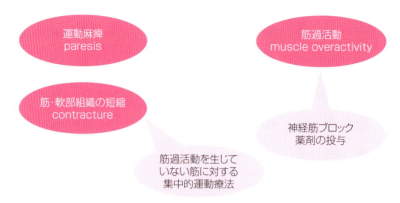

図4　3つのimpairmentとそれに対する個別の治療（文献7, 8）より引用）

の負のサイクルを絶つことになると理解される．

痙縮のボツリヌス治療

痙縮に対する治療として，ボツリヌス治療以前には，経口筋弛緩剤，フェノールブロック注射，バクロフェン髄腔内投与などがあったが，脳卒中麻痺肢における痙縮改善には，効果の面や侵襲の面などで不十分であった．日本では2010年よりA型ボツリヌス毒素製剤（薬剤名：ボトックス®）が，国内第Ⅲ層試験[9,10]の結果を受けて上肢痙縮・下肢痙縮に対して保険診療として承認された．上肢痙縮にはボトックス®240単位，下肢痙縮には300単位，上下肢痙縮には360単位の投与と規定されている．『脳卒中治療ガイドライン2015』[11]では上下肢痙縮に対してグレードAの推奨とされた（表3）．上肢の痙縮に対しては，上腕，前腕および手指筋群へのボツリヌス毒素投与が，上肢の痙縮の軽減，関節可動域の増加および日常生活上の介助量軽減に有効であることが示された．下肢の痙縮に対しては，下腿筋群へのボツリヌス毒素投与が痙縮の軽減に有効であることが示された．また，定期的に痙縮の評価を行い，効果の減弱に合わせて反復投与を行うことにより，長期的な痙縮の改善効果が期待できる．

A型ボツリヌス毒素製剤（Botulinum toxin type A，以下BoNT-A）の作用機序は，投与後毒素が神経終末に取り込まれ，二本鎖構造を有するうち軽鎖がアセチルコリン放出に関与するsynaptosomal-associated protein 25（SNAP-25）という蛋白を切断することにより，神経筋終末におけるセチルコリン放出を阻止して神経筋伝達を阻害する．その結果，筋弛緩作用を引き起こす．筋弛緩作用は，投与後2～3日までに発現し，3～4カ月持続するとされる．投与から2～3カ月経過して阻害されていた神経は，軸索の発芽により新たな神経終盤を形成する．さらに，阻害されていた神経終盤の機能も回復してBoNT-A投与の作用は消退することになる．つまり，BoNT-Aによる筋弛緩作用は可逆的効果である．

ボツリヌス治療の効果とリハビリテーションへの導入

痙縮に対するボツリヌス治療の標準的治療は，2013年に日本神経治療学会にて明らかにされている[12]．また，わが国における脳卒中後の上下肢痙縮に対する投与状況の調査が報告されている[13]．現状のBoNT-A投与の多くは，生活期において実施されているが，脳卒中リハビリテーションの運動麻痺回復のいか

表3　痙縮に対するリハビリテーション（文献11）より引用）

> ボツリヌス療法：上下肢の痙縮に対し，グレードＡで推奨
> 　　　　　　　　　　　グレードＡ：行うよう強く勧められる（1つ以上のレベル1の結果）

- 上肢の痙縮に対して，上腕，前腕および手指筋群へのボツリヌス毒素の注射は，上肢の痙縮の軽減，関節可動域の増加および日常生活上の介助量軽減に有効である（レベル1，レベル2，レベル4）
- 下肢の痙縮に対してボツリヌス毒素を下腿筋群に注射することは，下肢の痙縮の軽減に有効である（レベル2）
- ボツリヌス療法では定期的に痙縮の評価を行い，効果の減弱に合わせて反復治療を行うことにより，長期的な痙縮の改善効果が期待できる（レベル3）

レベル1：ランダム化試験またはn-of-1試験のシステマティックレビュー	レベル3：非ランダム化比較コホート，追跡研究
レベル2：ランダム化試験または劇的な効果のある観察研究	レベル4：症例集積研究，症例対照研究，またはヒストリカルコントロール研究

表4　上位運動ニューロン症候群の特徴的な所見（文献14）より引用）

【陽性徴候】	【陰性徴候】
痙縮	巧緻性の低下
・筋緊張の増加	筋力低下・麻痺
・腱反射の亢進	・筋出力の低下
・伸張反射の他筋への波及	・動作の遅さ
・クローヌス	個々の筋の選択的活動の障害
痙性姿勢異常	【筋の粘弾性】
病的共同運動	筋硬直，拘縮，線維化，萎縮
病的同時収縮	
屈筋反射の亢進	
・バビンスキー反射	

Mayer NH. Muscle Nerve, suppl 6：S1-S13, 1997
Mayer NH. Phys Med Rehabili Clin N Am, 14：855-883, 2003

なるステージにおいて，導入していくのが麻痺の改善に対して効果的であるのか，その点の研究はなされていない．

痙縮により生じてくる徴候として，病的共同運動や病的同時収縮がある[14]（**表4**）．運動麻痺回復ステージ理論による2nd stageにおいて認められる症状であるが，その発現には痙縮を発症させているmaladaptive plasticityが関与している．Gracies[7,8]の提唱する負のサイクルを断ち切っていくために，病的共同運動や病的同時収縮の発現の初期における痙縮筋へのBoNT-A投与が望ましいと考えられる．痙縮が発現する1st stageから2nd stageに移行する時期，つまり亜急性期から回復期リハビリテーションの時期における早期ボツリヌス治療の介入が，脳卒中リハビリテーションの治療成績を向上させることができる可能性がある．

ボツリヌス治療による中枢性効果について，非損傷側半球におけるShort-interval Intracortical Inhibition（SICI）のレベルが投与後に復活することが報告されており[6]，リハビリテーションを併用することで中枢神経の可塑的変容に生かすことができる．ボツリヌス毒素投与後，3〜4カ月の効果持続期間においてリハビリテーションの介入によりmaladaptive plasticityによる病的共同運動や病的同時収縮の悪化を抑制し，より個々の筋の随意性を引き出す回復へとつなげることができると考えられる．

そのような視点から，脳卒中発症6週からの早期介入のトライアルが開始されている[15]．早期介入により長期的な痙縮軽減効果と，よりよい運動機能の改善を図ることができるか，さらに経口抗痙縮剤とボツリヌス毒素の反復投与を減じることができるかが研究目的となっている．

ボツリヌス投与の実際とその効果

脳卒中運動麻痺回復ステージにおける1st stageから2nd stageでのBoNT-A投与は藍の

表5 上肢痙縮への早期 BoNT-A 投与

症例	性別	診断名	投与までの期間（日）M=36.4	麻痺側	投与前MAS	半年後MAS	投与前BRS	半年後BRS
A	女性	脳梗塞	37	左	2	1	上肢2，手指2	上肢6，手指4
B	女性	被殻出血	21	左	2	1[+]	上肢2，手指2	上肢3，手指3
C	女性	クモ膜下出血（IC，脳梗塞）	32	左	2	0	上肢2，手指2	上肢5，手指5
D	男性	被殻出血	64	左	2	1	上肢2，手指2	上肢3，手指3
E	男性	椎骨動脈解離性動脈瘤，脳塞栓（小脳，脳幹）	28	右	2	1	上肢3，手指3	上肢5，手指5

MAS：Modified Ashworth Scale, BRS：Brunnstrom Stage
佐々木庸，他：ボツリヌス治療を駆使した痙縮治療の現状．痙縮治療 Webinar　2015.11.25.

表6 当院における BoNT-A 投与（回復期～生活期開始の時期）

症例	診断	初回投与まで期間（日）	麻痺側	投与回数	投与間隔（日）	投与前MAS	投与半年後MAS
A	左被殻出血	89	右	3	168	上肢3，下肢2	上肢1，下肢1
B	放線冠 Branch Athe-romatous Disease	128	右	2	162	上肢2，下肢2	上肢0，下肢0
C	右被殻出血	132	左	5	113	上肢3，下肢3	上肢2，下肢2
D	左被殻出血	138	右	3	109	上肢3，下肢1[+]	上肢2，下肢1
E	左アテローム血栓性梗塞	147	右	1	—	下肢3	下肢3
F	右心原性脳塞栓症	157	左	4	141	上肢2，下肢3	上肢2，下肢2
G	右心原性脳塞栓症	198	左	4	112	上肢3，下肢3	上肢2，下肢2

都脳神経外科病院の佐々木らにより報告されている．発症から平均 36.4 日の上肢痙縮に対する投与成績であり，半年後の Modified Ashworth Scale（MAS）は 2 から 0～1[+] まで軽減，さらに半年後の BrunnStrom Stage（BRS）でも改善を認めている（**表5**）．**表6** には，当院における回復期～生活期開始の時期における BoNT-A 投与例の経過を示した．症例 B では発症 4 カ月で 1 回目が投与され，2 回目の投与は 10 カ月で実施しているが，2 回目投与の半年後での MAS は 0 と痙縮発現を認めずに経過している．このような 1st stage から 2nd stage における BoNT-A 投与の報告は，まだ僅少であるが，痙縮軽減と運動麻痺回復へ寄与することが期待される．

図5 は発症 10 カ月で右下肢痙縮の内反尖足に対して BoNT-A 投与を実施した左前大脳動脈領域梗塞の症例である．投与筋と BoNT-A 投与単位数は表記の内容である．投与前に Gait Judge System[®]（パシフィックサプライ社）により表面筋電図を前脛骨筋と腓腹筋内側・外側で計測した（**図6**）．前脛骨筋と腓腹筋内側では持続的な筋活動が，腓腹筋外側では過剰な筋活動が認められる．**図7** は，BoNT-A 投与後 2 週間のリハビリテーションを実施した結果の下肢表面筋電図である．異常な筋活動は抑制され，歩行周期に応じた適切な筋活動が認められる．また，下肢内反尖足は改善し，下肢装具なし歩行へと移行できている．

投与筋	単位数	投与筋	単位数
腓腹筋内側	50 U	後脛骨筋	30 U
腓腹筋外側	50 U	前脛骨筋	80 U
ヒラメ筋	25 U	長母趾屈筋	45 U
		長趾屈筋	30 U

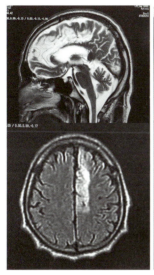
a．頭部 MRI（上・矢状断，下・軸状断）

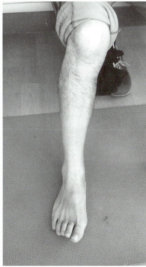
a．投与前

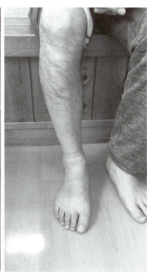
b．投与後 2 週間

図 5　左前大脳動脈アテローム血栓性梗塞─10 カ月右下肢内反尖足に対する BoNT-A 投与

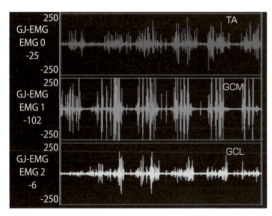

図 6 左前大脳動脈アテローム血栓性梗塞─10 カ月右下肢内反尖足に対する BoNT-A 投与前，Gait Judge System®による評価

TA：前脛骨筋，GCM：腓腹筋内側，GCL：腓腹筋外側

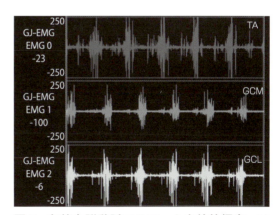

図 7 左前大脳動脈アテローム血栓性梗塞─10 カ月右下肢内反尖足に対する BoNT-A 投与後 2 週間，Gait Judge System®による評価

TA：前脛骨筋，GCM：腓腹筋内側，GCL：腓腹筋外側

投与筋	単位数	投与筋	単位数
腓腹筋内側	50 U	後脛骨筋	75 U
腓腹筋外側	50 U	前脛骨筋	25 U
ヒラメ筋	50 U	長母趾屈筋	25 U
		長趾屈筋	25 U

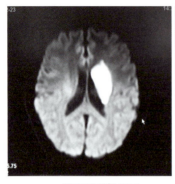

a．発症時頭部 MRI（拡散強調画像）　　b．右下肢内反尖足と槌趾

図8　左放線冠 BAD—右下肢痙縮への BoNT-A 投与前

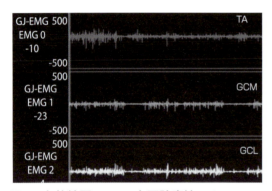

図9　左放線冠 BAD—右下肢痙縮への BoNT-A 投与前 Gait Judge System®による評価

TA：前脛骨筋，GCM：腓腹筋内側，GCL：腓腹筋外側

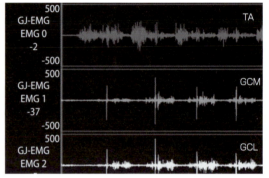

図10　左放線冠 BAD—右下肢痙縮への BoNT-A 投与後 Gait Judge System®による評価

TA：前脛骨筋，GCM：腓腹筋内側，GCL：腓腹筋外側

図8は左放線冠 BAD（Branch Atheromatous Disease），右下肢痙縮への BoNT-A 投与例（**表6**における症例B）である．**図9, 10**に投与前後の Gait Judge System®での表面筋電図所見を提示した．投与前には異常な筋過活動を認めていたが，投与後2週にて歩行周期に適応した筋活動へと改善を認め，下肢装具も off とできている．このように異常筋活動を表面筋電図で評価して，BoNT-A 投与の部位と投与後の効果診断を行うことが必要となる．

表7に下肢痙縮に対するボツリヌス治療の対象筋と効果例を示した．この中で，歩行の遊脚期に膝関節が屈曲しない stiff-knee gait パターンは，臨床上でしばしば経験するが，

表7 下肢痙縮に対するボツリヌス治療

痙縮発現パターン	投与筋	期待される効果例
股関節内転	大内転筋, 長内転筋, 短内転筋	はさみ足の改善, 股関節外転
股関節・膝関節屈曲	大腰筋, 腸骨筋, ハムストリング, 大腿二頭筋	下肢への荷重, 股関節・膝関節伸展
膝関節伸展	大腿四頭筋	stiff-knee gait パターンの改善
尖足	腓腹筋, ヒラメ筋	尖足改善, 踵接地
内反	後脛骨筋, 前脛骨筋	内反足の改善, 足底接地
槌趾	長母趾屈筋, 長趾屈筋	足趾の疼痛改善

表8 ボツリヌス毒素投与効果減弱の原因（文献17）より一部改変）

施注筋の選択	筋同定が的確でない
投与用量の不足	施注技術が不適切（正確に目標筋内に施注されていない）
施注筋変性（線維化など）進行	ボツリヌス毒素に対する抗体の産生
innervation zones への投与ができていない	

表9 超音波を用いた痙縮筋の判定とボツリヌス毒素への反応

Heckmatt scale grade	所見
I	正常
II	腓腹筋の echo intensity の増大を認めるが骨エコーは明瞭に認められる
III	腓腹筋 echo intensity は著明に増大を認め, 骨エコーは減弱して認められる
IV	腓腹筋 echo intensity はきわめて増大しており, 骨エコーは完全に消失している

大腿直筋を中心として, 複数の大腿・下腿筋への投与により改善することが報告されている[16]. ボツリヌス治療による痙縮軽減が歩行パフォーマンスを改善する典型例である.

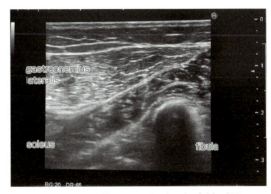

図11 下腿筋リアルタイム超音波所見

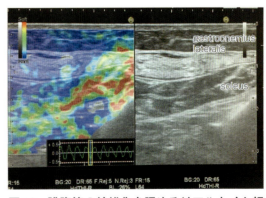

図12 腓腹筋の線維化を認めるリアルタイム超音波所見

Heckmatt scale grade IV. 腓腹筋には著しい線維化がみられる. 左は組織の硬さを計測した elastography

効果的なボツリヌス治療

表8にボツリヌス毒素投与効果減弱の原因を示した. 特に, 投与筋を確実に同定するこ

と，投与筋内への薬剤の浸潤を確認すること，さらに投与筋の特性（線維化など）を評価するために超音波ガイド下での投与が推奨されている[17]．**図11**には下腿筋のリアルタイム超音波所見を示すが，この所見より筋同定のみならず，対象筋群の線維化の定性的評価が可能である[18,19]．エコー輝度の増大と隣接する骨エコーの減弱により評価ができる（**表9**）．また，**図12**のように著しい線維化が進行している筋へのボツリヌス毒素投与は困難であるし，さらに痙縮軽減効果も期待できない．

そのため高度な線維化を認める筋への投与は回避し，線維化が高度でない筋への投与を選択する．

痙縮と拘縮の進行は，筋の線維化などの変性を招来することにつながり，そのために早期のボツリヌス治療介入が求められる．ボツリヌス毒素の投与が痙縮筋の形態学的変性に影響を与える可能性を示唆する報告[20,21]もすでにあり，痙縮筋変性を予防する介入の必要性も示唆されている．

🔓 *Conclusion*

　脳卒中リハビリテーションのプロセスで生じてくる運動麻痺とは異なる impairment である痙縮に対して，従来は的確十分な介入が不可能であったが，ボツリヌス治療の導入により対象筋を選別し痙縮軽減が可能となった．運動麻痺回復ステージ理論における 1st stage から 2nd stage での早期の A 型ボツリヌス製剤投与による痙縮治療開始が機能予後の改善をもたらすと期待されている．今後，多くの A 型ボツリヌス製剤投与の治療成績が集積されることにより，脳卒中リハビリテーションの EBM が前進することになると思われる．

文　献

1) Lance JW：Symposium Synopsis. Feldman RG, et al（ed）：Spasticity：disordered motor control. Year Book Medical Publishers, Chicago, 1980, pp485-494
2) Allison R, et al：Incidence, Time Course and Predictors of Impairments Relating to Caring for The Profoundly Affected Arm After Stroke：A Systematic Review. Phisother Res Int, 2015 doi：10.1002/pri.1634
3) Swayne OB, et al：Stages of motor output reorganization after hemispheric stroke suggested by longitudinal studies of cortical physiology. *Cerebral Cortex*　**18**：1909-1922, 2008
4) 原　寛美：脳卒中運動麻痺回復可塑性理論とステージ理論に依拠したリハビリテーション. 脳神経外科ジャーナル　**21**：516-526，2012
5) 原　寛美：急性期から開始する脳卒中リハビリテーションの理論とリスク管理．原　寛美，他（編）：脳卒中理学療法の理論と技術．メジカルビュー社，2013，pp164-190
6) Huynh W, et al：Botulinum toxin modulates cortical maladaptation in post-stroke spasticity. *Muscle Nerve* **48**：93-99, 2013
7) Gracies JM：Pathophysiology of spastic paresis. Ⅰ：Paresis and soft tissue change. *Muscle Nerve*　**31**：535-551, 2005
8) Gracies JM：Pathophysiology of spastic paresis. Ⅱ：Emergence of muscle overactivity. *Muscle Nerve*　**31**：552-571, 2005
9) 木村彰男，他：A 型ボツリヌス毒素製剤（Botulinum Toxin Type A）の脳卒中後の上肢痙縮に対する臨床評価—プラセボ対照二重盲検群間比較試験ならびにオープンラベル反復投与試験. *Jpn J Rehabil Med*　**47**：714-727，2010
10) 木村彰男，他：A 型ボツリヌス毒素製剤（Botulinum Toxin Type A）の脳卒中後の下肢痙縮に対する臨床評価—プラセボ対照二重盲検群間比較試験ならびにオープンラベル反復投与試験. *Jpn J Rehabil Med*　**47**：626-636，2010
11) 日本脳卒中学会脳卒中ガイドライン委員会，他（編）：脳卒中治療ガイドライン 2015. 協和企画，2015, pp295-298

12) 日本神経治療学会治療指針作成委員会（編）：標準的神経治療，ボツリヌス治療，痙縮のボツリヌス治療．神経治療 **30**：471-494，2013
13) 木村彰男，他：上下肢痙縮を有する脳卒中後の片麻痺患者を対象とした A 型ボツリヌス毒素製剤投与状況の調査．*Jpn J Rehabil Med* **52**：421-430，2015
14) 正門由久：上肢・下肢痙縮に対するボツリヌス治療の現状と課題．日本ボツリヌス治療学会 第 2 回学術集会 2015
15) Lindsay C, et al：The early use of botulinum toxin in post-stroke spasticity：study protocol for a randomized controlled trial. *Trials* **15**：12, 2014
16) Caty GD, et al：Effect of simultaneous botulinum toxin injections into several muscles on impairment, activity, participation, and quality of life among patients presenting with a stiff knee gait. *Stroke* **39**：2803-2808, 2008
17) Picelli A, et al：Is spastic muscle echo intensity related to the response to botulinus toxin type a in patients with stroke? A cohort study. *Arch Phys Med Rehabil* **93**：1253-1258, 2012
18) Heckmatt JZ, et al：Ultrasound imaging in the diagnosis of muscle disease. *J Pediatr* **101**：656-660, 1982
19) Pillen S, et al：Skeletal muscle ultrasonography：visual versus quantitative evaluation. *Ultrasound Med Biol* **13**：1315-1321, 2006
20) Kwon DR, et al：The change of intrinsic stiffness in gastrocnemius after intensive rehabilitation with botulinum toxin a injection in spastic diplegic cerebral palsy. *Ann Rehabili Med* **36**：400-403, 2012
21) Tok F, et al：Effects of botulinus toxin-A on the muscle architecture of stroke patients：the first ultrasonographic study. *J Rehabil Med* **43**：1016-1019, 2011

3 rTMS と半球間抑制

角田　亘[*1]　安保雅博[*1]

Key Questions

1. 片麻痺患者の機能回復と半球間抑制とは
2. rTMS の作用機序とは
3. リハビリテーションにおける rTMS 応用の効果とそのエビデンスとは

はじめに

　健常成人においては，左右の大脳半球それぞれがお互いの神経活動を抑制しあう半球間抑制が存在している．しかしながら脳卒中が発生すると，半球間抑制のアンバランスが生じ，これが神経機能の回復を妨げるとされる．これに対し，局所神経活動を変化させることができる反復性経頭蓋磁気刺激（rTMS：Repetitive Transcranial Magnetic Stimulation）を適用することで，半球間抑制のアンバランスを是正し，脳卒中後の機能回復を促そうとする試みが広まりつつある．本稿では，これらについて概説し，低頻度 rTMS を用いた，脳卒中後の上肢麻痺に対するわれわれの治療戦略にも言及する．

脳卒中発症後における半球間抑制のアンバランス

　半球間抑制の存在は，健常成人を対象とした Ferbert ら[1]の報告により広く知られるところとなった．彼らは，いずれか一方の大脳半球運動野を経頭蓋磁気刺激（TMS：Transcranial Magnetic Stimulation）で刺激（試験刺激）した際に対側手指で測定される運動誘発電位（MEP：Motor Evoked Potential）が，他方の大脳半球運動野への TMS 先行刺激（条件刺激）によっていかに影響されるかを検討した．その結果，6〜15 ミリ秒先行させて条件刺激を与えた場合に，試験刺激による MEP 振幅が有意に減少することが明らかとなった（つまり，条件刺激によって，試験刺激を与えた大脳半球の神経活動が抑制される）．そして，この抑制現象は，脳梁を介した両側運動野間での神経連絡によるものと結論した．同時に彼らは，一方の運動野に TMS 刺激を与えると，刺激後 30〜35 ミリ秒の間，同側手指の持続的な随意収縮が一時的に抑制されることも示した（つまり，他方の大脳半球の神経活動が抑制される）．この現象も半球間抑制の存在を示唆していると思われる．

　しかしながら，脳卒中の発症によって，半球間抑制にはアンバランスが生じる．**図 1** に示すごとく，一側大脳半球に脳卒中が発生す

[*1]Wataru Kakuda, Masahiro Abo／東京慈恵会医科大学リハビリテーション医学講座

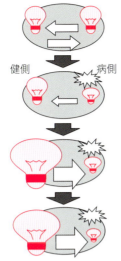

図1 脳卒中発症による半球間抑制のアンバランス
健側大脳から病側大脳にかかる半球間抑制が増大することで，病側大脳の神経活動が抑制される

ると，病側大脳から健側大脳にかかる半球間抑制が減少して，健側大脳は抑制から解放される（脱抑制される）ことで過活動となる．これにより，健側大脳から病側大脳にかかる半球間抑制も増大し，病側大脳の神経活動がさらに抑制されることとなる．例えば，Muraseら[2]は発症後6カ月以上が経過した脳卒中患者を対象に，健側大脳から病側大脳にかかる半球間抑制の程度をFerbertら[1]の方法を応用して測定した．結果として，麻痺側上肢の随意運動開始直前のタイミングで測定を行うと，脳卒中患者では条件刺激による抑制効果（先行する健側大脳への条件刺激の影響で，病側大脳への試験刺激によって麻痺側上肢で検出されるMEPが減少する現象）が顕著となっていることが明らかとなった．また，Shimizuら[3]の報告によると，皮質領域に病巣をもつ脳卒中患者の場合，非麻痺側上肢の持続的な筋収縮が，病側大脳へのTMS刺激によっても抑制されない（つまり，病側大脳への刺激が，健側大脳運動野の神経活動に影響を及ぼさない）ことが示された．健常成人であれば認められるこの抑制現象がなかったこ

とより，皮質領域脳卒中では病側大脳から健側大脳にかかる半球間抑制が減少しているものと解釈される．

この半球間抑制のアンバランスは，脳卒中後の機能回復に悪影響を及ぼしているようである．例えば，脳卒中後の上肢麻痺の場合，重度麻痺でなければ，主に病側大脳の病巣周囲組織がその機能代償を担うとされている．したがって，病側大脳にかかる半球間抑制が増大されることにより，病巣周囲組織の神経活動も抑制され，上肢麻痺の回復が妨げられることとなる．逆に，過活動となっている健側大脳を抑制して病側大脳にかかる半球間抑制を減少させることで，機能代償が促され，上肢麻痺の回復が促進される可能性も示唆される．そして，2004年ごろからTMSを適用することで，このアンバランスの是正を試みようとする試みが報告され始めている．

rTMSの原理と神経活動への影響

TMSは主に大脳皮質局所を，非侵襲的に

かつ無痛性に刺激する装置である(**図2**)．実際の刺激は，装置本体と接続された刺激コイルを，刺激したい大脳部位の直上の頭皮上に置くことで行う．TMSの原理はFaradayの法則によっており，刺激コイルの中を電流が流れることで，コイル表面と垂直方向に（つまり，頭蓋骨表面と直角方向に）磁力が発生する．この磁力が頭蓋骨を貫通して大脳皮質に到達，皮質内で発生した生体内電流が大脳神経細胞に影響を及ぼす．TMSが連続した刺激，すなわちrTMSとして用いられる場合，刺激された大脳局所の神経活動が変化するが，その影響はrTMSの刺激頻度（周波数）によって大きく異なっている．例えば，10 Hz以上の高頻度rTMSは，刺激された部位の局所神経活動を高めるが，1 Hz以下の低頻度rTMSは，その活動性を抑制する．つまりrTMSの効果は，その刺激頻度によって，まったく逆のもの（促進と抑制）となる．

脳卒中後の上肢麻痺に対する低頻度rTMSの応用

病巣周囲組織が機能を代償する脳卒中後の上肢麻痺患者において，rTMSを用いて機能代償部位の神経活動を高めるアプローチ方法には，**図3**に示すごとく2つの方法がある．一つは，病側大脳に促進性の高頻度rTMSを適用する方法である（**図3a**）．これによって病側大脳が，ひいては病巣周囲組織の神経活動が直接的に高められることとなる．もう一つは，健側大脳に抑制性の低頻度rTMSを適用する方法である（**図3b**）．これは前述した半球間抑制のアンバランスの是正を目指すアプローチである．健側大脳に低頻度rTMSを

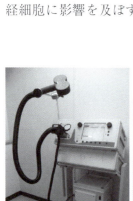
a．TMS

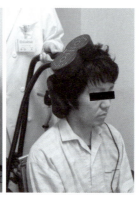
b．TMS適用の様子

図2　TMSとその適用の様子
装置本体と接続された刺激コイルを頭部表面に当てることで，大脳を非侵襲的にかつ局所的に刺激する．TMS：経頭蓋磁気刺激

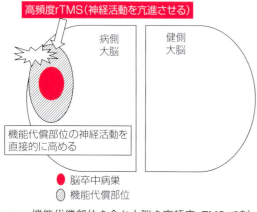
a．機能代償部位を含む大脳を高頻度rTMSで刺激する方法

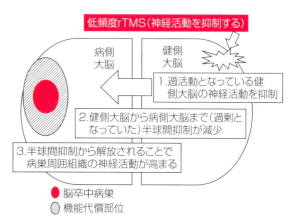
b．機能代償部位の対側大脳を低頻度rTMSで刺激する方法

図3　rTMSを用いて機能代償部位を賦活する2つの方法

表1 脳卒中後の上肢麻痺に対する rTMS 適用についての sham 刺激との比較試験

rTMS の種類	報告者（年）	対象患者数（実刺激群/対照群）	脳卒中発症からの経過時間	rTMS のプロトコール（刺激頻度，強度，回数）	結果
病側大脳への高頻度 rTMS	Kim (2006)	*15（15/15）	3.5〜41 カ月	10 Hz, 運動閾値の 80%, 20 発×8 回	麻痺側手指の運動機能が改善（リハビリテーション訓練と併用）
	Ameli (2009)	*29（29/29）	1〜88 週間	10 Hz, 運動閾値の 80%, 50 発×20 回	皮質下病変の場合，麻痺側手指のタッピング動作が改善
健側大脳への低頻度 rTMS	Mansur (2005)	*8（8/8）	1 年以内	1 Hz, 運動閾値の 100%, 600 発	麻痺側上肢のペグボード操作，手指タッピング，反応時間が改善
	Takeuchi (2005)	20（10/10）	6〜60 カ月	1 Hz, 運動閾値の 100%, 1,500 発	麻痺側手指のピンチ力と運動速度が改善
	Fregni (2006)	15（10/5）	1〜10 年	1 Hz, 運動閾値の 100%, 1,500 発/日×5 日間	Jebsen-Taylor hand function test の遂行時間が短縮
	Liepert (2007)	*12（12/12）	2 週間以内	1 Hz, 運動閾値の 90%, 1,200 発	麻痺側上肢の nine-hole peg test の遂行時間が短縮
	Takeuchi (2008)	20（10/10）	7〜121 カ月	1 Hz, 運動閾値の 90%, 1,500 発	麻痺側手指のピンチ力と運動速度が改善
	Dafotakis (2008)	*12（12/12）	1〜4 カ月	1 Hz, 運動閾値の 100%, 600 発	麻痺側上肢の握り動作と持ち上げ動作が改善
	Nowak (2008)	*15（15/15）	1〜4 カ月	1 Hz, 運動閾値の 100%, 600 発	麻痺側上肢のタッピング動作とリーチ動作が改善

*クロス・オーバー試験. rTMS：反復性経頭蓋磁気刺激

適用することで，過活動となっている健側大脳の神経活動が抑制される．これによって，増大されていた病側大脳にいたる半球間抑制が減少して，ついには半球間抑制から解放される（脱抑制される）ことで病側大脳の神経活動が間接的に増大される．また，**表1** に示すごとく 2009 年の時点で，いずれのアプローチについても，慢性期脳卒中後の上肢麻痺に対する有用性が確認・報告されている[4]．これら 2 つのアプローチの優劣は，慢性期患者では検討されていないが，①痙攣誘発の危険性が低い，②刺激部位の不快感が小さい，③健側大脳上であれば刺激部位の決定が比較的容易などといった点から，健側大脳への低頻度 rTMS を推奨する意見がある．

低頻度 rTMS と集中的作業療法との併用療法 — NEURO プロトコールの実際

しかしながら，rTMS を適用するのみでは，麻痺側上肢の運動機能の改善は決して十分なものではないようである．前述の過去の報告によると，運動機能の改善度は決して大きなものではなく，その効果の持続時間も数十分などとされており長くはない．確かに，患者自らが随意運動を試みるリハビリテーション訓練が運動機能回復の中核，運動学習の中核であることに異論はない．

そこでわれわれは，rTMS を「大脳の可塑性（neural plasticity）を高め，リハビリテーション訓練に対する反応性を高めるための介入（リハビリテーション訓練の効果を高めるための介入）」，すなわち neural plasticity en-

	木曜	金曜・土曜	日曜	月曜〜土曜	日曜	月曜〜水曜	木曜
午前	入院	低頻度 rTMS（20分間） 個別作業療法（60分間） 自主トレーニング（60分間）	なし	低頻度 rTMS（20分間） 個別作業療法（60分間） 自主トレーニング（60分間）	なし	低頻度 rTMS（20分間） 個別作業療法（60分間） 自主トレーニング（60分間）	治療後評価
午後	治療前評価	低頻度 rTMS（20分間） 個別作業療法（60分間） 自主トレーニング（60分間）		低頻度 rTMS（20分間） 個別作業療法（60分間） 自主トレーニング（60分間）		低頻度 rTMS（20分間） 個別作業療法（60分間） 自主トレーニング（60分間）	退院

図4　NEURO プロトコールの実際の治療スケジュール

低頻度 rTMS と集中的作業療法からなる併用療法を毎日2セッションずつ行う．
rTMS：反復性経頭蓋磁気刺激

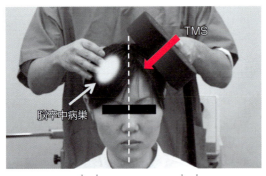

図5　NEURO プロトコールにおける低頻度 rTMS 適用の実際

1セッション20分間として，健側大脳の運動野手指領域に1 Hz の低頻度 rTMS を適用する．
rTMS：反復性経頭蓋磁気刺激

hancer と位置づけ，集中的作業療法に健側大脳への低頻度 rTMS を併用するという治療プロトコールを考案した．そして，これをNEURO プロトコールと名づけたうえで，2009 年から多施設共同研究として複数の施設で導入した[5]．プロトコールの実際は図4に示すごとくであり，15日間の入院中に，低頻度 rTMS と集中的作業療法から構成される併用療法セッションを毎日2回（入退院日と日曜は除く）ずつ繰り返して行っていくというものである．低頻度 rTMS は，健側大脳の運動野手指領域（非麻痺側上肢の第1背側骨間筋の MEP が最も誘発できる部位）への1 Hz 刺激20分間（1,200 発）を1セッションとした（図5）．集中的作業療法の1セッションは，60 分間の個別訓練とそれに続く60分間の自主トレーニングから構成した．また，NEURO プロトコールの適応基準としては，「麻痺側上肢の手指 Brunnstrom ステージが3〜5」「脳卒中発症後1年以上がすでに経過」「頭蓋内金属や心臓ペースメーカが挿入されていない」「最近における痙攣の既往がない」などをあげた．2015 年3月現在において，すでに全国10 以上の施設で NEURO プロトコールが導入されており，総計ですでに2,200 人以上の脳卒中後の上肢麻痺患者が本治療を施行されている．治療成績は概して良好であり，「脳卒中」誌に報告した患者数が1,000 人を超えた時点でのデータによると，本プロトコールはすべての患者で完遂されて

おり，痙攣，頭痛，悪心などの副作用はまったくみられていない[6]．上肢麻痺への影響は，Fugl-Meyer Assessment（FMA）の上肢項目（健常であれば66点）と Wolf Motor Function Test（WMFT）の15課題の平均遂行時間（値のばらつきを抑えるために自然対数に変換する）で評価をしたが，本プロトコールによって平均値としては，いずれもが有意な改善を示した（FMA：45.3点から49.7点に増加．WMFT：2.78から2.43に減少）．また，およそ4分の1の患者では退院後4週間の時点でも評価を行うことができたが，これらの患者において，入院中の機能改善が退院後4週間の時点まで維持されていることも確認された．以上から，われわれが考案した低頻度rTMSと集中的作業療法と併用したNEUROプロトコールは，15日間の介入であっても脳卒中後の上肢麻痺を改善させることができ，その効果は少なくとも4週間は持続するものと判断された．

ニューロイメージングから考察する NEURO プロトコール

さらに，われわれはニューロイメージングを経時的に行うことで，NEUROプロトコールが大脳の神経活動に与える影響についてもいくつかの検討を行っている．Yamadaら[7]は，慢性期にある脳卒中後の上肢麻痺患者47人を対象として，NEUROプロトコールの前後に麻痺側手指タッピング課題でのfunctional MRI（fMRI）を施行した．彼らは治療前のfMRI所見から対象を，病側大脳のみで賦活を認めた群と，両側大脳で賦活を認めた群とに二分して検討を行っている．結果として，

NEUROプロトコールによって，病側大脳のみで賦活を認めた群では賦活範囲の拡大が確認され，両側大脳で賦活を認めた群では賦活範囲の病側大脳側へのシフト（賦活範囲の比が，より病側大脳優位になる）が確認された．また，Takekawaら[8]は同様の患者33人に対して，NEUROプロトコールの前後でSPECT（Single Photon Emission Computed Tomography）による脳局所血流量の評価を行った．彼らの検討によると，NEUROプロトコールによって病側前頭葉の血流量が有意に増加しており，この増加量はFMAで示される上肢麻痺の改善の程度と有意に相関するとのことであった．これらより，NEUROプロトコールによる上肢麻痺の改善は，半球間抑制の減少を介して生じた病側大脳の神経活動の高まりが大きく関与しているものと判断される．つまり，健側大脳への低頻度rTMSの適用が，病側大脳の可塑性を高め，集中的リハビリテーションと併用することで有益な機能的再構築をもたらしたものと解釈される．

おわりに

抑制性の低頻度rTMSを健側大脳運動野に適用することで，半球間抑制のアンバランスが是正され，脳卒中後の上肢麻痺の回復が促される．しかしながら，望むべくはrTMSをneural plasticity enhancerと位置づけたうえで，これを集中的リハビリテーションと併用して脳卒中患者に適用することである．これらの併用によって，脳のもつ機能代償能力が最大限に発揮され，さらなる機能的再構築がもたらされるものと期待する．

Conclusion

　脳卒中患者では，半球間抑制のアンバランスが生じており，健側大脳から病側大脳にかかる半球間抑制が増大している．よって，脳卒中後の上肢麻痺においては抑制性の低頻度 rTMS を健側大脳に適用することで，病側大脳にかかる半球間抑制が減少し，ついには機能を代償する病巣周囲組織の神経活動が高まり上肢麻痺の回復が促進される．しかしながら，単に rTMS を適用するのみならず，rTMS を neural plasticity enhancert と位置づけて集中的なリハビリテーション訓練と併用するという治療コンセプトが重要である．

文　献

1) Ferbert A, et al：Interhemispheric inhibition of the human motor cortex. *J Physiol* **453**：525-546, 1992
2) Murase N, et al：Influence of interhemispheric interactions on motor function in chronic stroke. *Ann Neurol* **55**：400-409, 2004
3) Shimizu T, et al：Motor cortical disinhibition in the unaffected hemisphere after unilateral cortical stroke. *Brain* **125**：1896-1907, 2002
4) 角田　亘，他：片麻痺上肢機能回復のエビデンス 経頭蓋磁気刺激．総合リハ **41**：335-340，2013
5) Kakuda W, et al：A multi-center study on low-frequency rTMS combined with intensive occupational therapy for upper limb hemiparesis after stroke. *J Neuroeng Rehabil* **9**：4, 2012
6) 角田　亘，他：脳卒中後上肢麻痺に対する低頻度反復性経頭蓋磁気刺激と集中的作業療法の併用療法―1,000人超の患者に対する治療経験．脳卒中 **35**：274-280，2013
7) Yamada N, et al：Functional cortical reorganization after low-frequency repetitive TMS combined with intensive occupational therapy for upper limb hemiparesis：Evaluation by functional MRI in poststroke patients. *Int J Stroke* **8**：422-429, 2013
8) Takekawa T, et al：Brain perfusion and upper limb motor function：A pilot study on the correlation between evolution of asymmetry in cerebral blood flow and improvement in Fugl-Meyer Assessment score after rTMS in chronic post-stroke patients. *J Neuroradiol* **41**：177-183, 2014

4 経頭蓋直流電気刺激（tDCS）を用いたニューロモデュレーション

竹内直行[*1]　出江紳一[*1]

🔒 Key Questions

1. tDCS の理論的背景
2. tDCS の運動障害以外への効果
3. tDCS の運動障害への効果

はじめに

　脳卒中後の機能回復は中枢神経系の再構築による可塑性に由来し，適切な可塑性を誘導し機能回復を引き起こすことが重要であり，さまざまなリハビリテーション手法が報告されている[1]．さらに最近では頭皮上から刺激を行い大脳皮質の興奮性を人工的に変化させ，脳可塑性を引き起こし，機能回復に結び付けるニューロモデュレーションがリハビリテーション分野において注目を集めている[2]．

　本稿では代表的なニューロモデュレーションである経頭蓋直流電気刺激（tDCS：transcranial Direct Current Stimulation）を概説し，脳卒中，パーキンソン病，慢性疼痛に対する治療法およびメカニズムを紹介する．

tDCS のメカニズム

　tDCS（図1）は表面電極を頭皮上に置き直

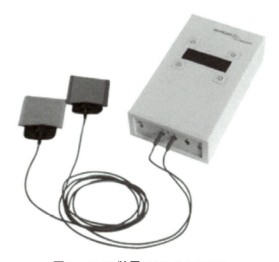

図1　tDCS 装置（文献3)より引用）

流電流を通電する手法で，動物実験を中心に報告されていたが，2000 年ごろより生理学的効果がヒトにおいても再確認され，その簡便さから注目を集め始めた手法である．陽極刺激は大脳皮質の興奮性を増加させ，陰極刺激は大脳皮質の興奮性を低下させる効果をもつ．神経系への tDCS 作用機序に関しての詳細は明らかではないが，神経細胞の静止膜電位を変化させることによって生理学的効果をもたらすと考えられている．

[*1]Naoyuki Takeuchi, Shin-Ichi Izumi/東北大学大学院医学系研究科肢体不自由学分野

tDCSの方法

頭皮上から大脳皮質興奮性を変化させたい部位に陽極電極（または陰極電極）を置き，対となる基準電極（陽極刺激の場合には陰極電極，陰極刺激の場合には陽極電極）を対側眼窩上部へ配置する（図2）．基準電極下の大脳皮質が検討するタスクに関連しないことを前提としており，認知課題など測定する項目によっては，眼窩上部における基準電極の影響を完全に無視できない場合もあるため注意が必要である．その対策として肩や上腕へ基準電極を配置する報告も散見するが，一般的に2つの電極の距離が大きくなるほど効果は減弱すると考えられている[4]．

刺激部位の位置選択にはMRI画像を用いた大脳皮質の同定や，脳波測定における国際10-20法を用い刺激部位を決定する．刺激強度は1～2 mA，25～35 cm^{2}の電極で刺激することが一般的である．足の運動領域は手の運動領域と比べ小さく8 cm^{2}とし小さな電極で実施する報告もあるが[5]，上肢の報告と比べると下肢の報告は少なく下肢運動野が深部に位置することから刺激方法の検討が今後も求められている．

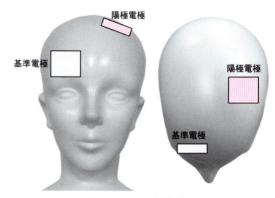

図2　tDCS刺激方法
運動野に陽極刺激，対側眼窩上部に基準刺激（今回の場合は陰極刺激）．運動野に陰極刺激を行う場合は電極を逆にする

tDCSを用いた治療

1．脳卒中

1）脳卒中後運動麻痺

両側半球間対立モデルから脳卒中患者の運動麻痺は，障害側運動野からの出力減少および健側運動野からの過剰な脳梁抑制によるものと考えられている（図3）[6,7]．そのため脳卒中後運動麻痺に対しtDCSを利用する治療戦略として，健側運動野を抑制すること，または障害側運動野を興奮させることが重要である（図3）．障害側運動野への興奮性刺激および健側運動野への抑制性刺激は，障害側運動野の興奮性を増加させ，錐体路機能の活性化および大脳皮質の可塑性を増大させることで運動訓練効果を増大させると考えられている[2]．また，両側半球間および障害側半球間の神経ネットワークを調整し，脳卒中後に生じる不適切な可塑性を減少させることもニューロモデュレーションが脳卒中後の運動麻痺を改善させる重要なメカニズムである（図4）[2]．

2）嚥下障害

嚥下障害も同様に，障害側半球への興奮性刺激および健側半球への抑制性刺激が有効と考えられている．ただ，嚥下機能は両側支配の影響が強く健側半球を興奮性刺激で活性化させて，嚥下機能が改善した報告も認められるため，健側機能を低下させることにより嚥下機能が悪化する可能性に留意する必要がある．

3）半側空間無視

片側半球障害によって引き起こされた半側空間無視は，運動麻痺と同じメカニズムで，健側半球（主に左）からの過剰な脳梁抑制にて障害側半球機能が低下すると考え，健側半球へ抑制性刺激を行い障害側半球を活性化させる報告が多い．

4 経頭蓋直流電気刺激（tDCS）を用いたニューロモデュレーション　29

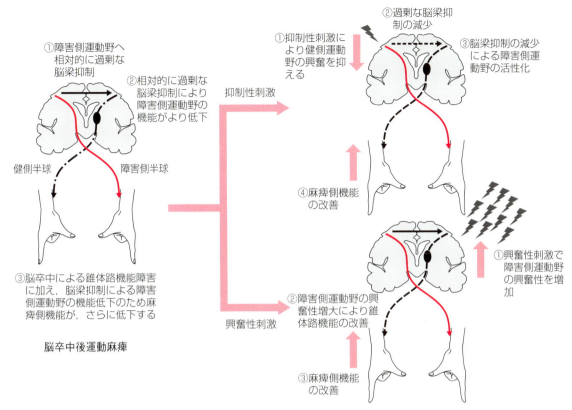

図3　脳卒中後遺症に対するtDCS治療のメカニズム（文献8）より引用）

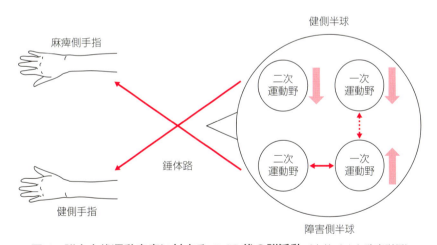

図4　脳卒中後運動麻痺に対するtDCS後の脳活動（文献2）より改変引用）

　健側半球の一次および二次運動野の過剰な興奮性を低下させ，障害側運動野の興奮性を増加させる．また，両側半球の機能結合を低下させ，障害側運動野の一次および二次運動野の機能結合を増加させる．ニューロモデュレーションは障害側半球の興奮性を増加させ運動機能改善および運動訓練効果を促進させるだけではなく，両側半球間および障害側半球間の神経ネットワークを調整し，脳卒中後に生じる不適切な可塑性を減少させる

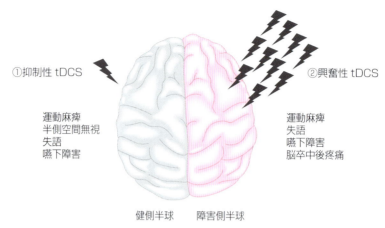

図5　脳卒中後遺症に対するtDCS治療の概要

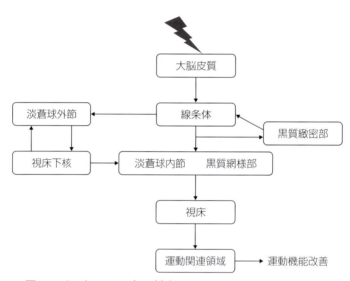

図6　パーキンソン病に対するtDCS（文献9）より改変引用）

4）失語・認知機能低下

　言語機能に関しては，左半球言語領域周囲または右半球の病巣対側部位など，患者によって機能代償部位が異なるため個々の症例に合わせて刺激部位を決定する必要があると考えられるが，左半球に興奮性刺激を行うだけでなく，右半球への抑制性刺激を行う報告を認める．認知機能に関しては，障害側半球の背外側前頭前野に興奮性tDCSを行ったところワーキングメモリの改善が得られた報告を認める．**図5**に脳卒中後遺症に対するtDCS治療のまとめを示す．

2．パーキンソン病

　パーキンソン病患者では，ドーパミン不足による大脳皮質基底核ルートの機能障害を是正することを目的とし，刺激可能な大脳皮質に興奮性刺激を行う報告が多い（**図6**）[9]．刺激部位としては一次運動野が多く，ほかに補足運動野，前頭前野などをターゲットとする報告を認めているが，どの刺激部位が最適であるかについての見解は得られていない．

1. 健側運動野への抑制性経頭蓋直流電気刺激

健側運動野への抑制性tDCSは障害側を刺激しないため，脳卒中後の障害側半球における解剖学的変化および機能的変化に刺激効果が影響されにくい利点をもつ．さらに健側運動野への抑制性tDCSは，てんかん誘発や障害部位の組織障害を引き起こす可能性が少なく安全に実施可能である．しかしながら，健側運動野への抑制性tDCSは刺激部位の興奮性を低下させるため，なんらかの運動機能を低下させるリスクをもつ．特に同側支配の強い体幹筋，小児患者などは麻痺側機能の悪化を引き起こす可能性があるため細心の注意を払う必要がある．

2. 障害側運動野への興奮性経頭蓋直流電気刺激

興奮性tDCSは刺激部位の興奮性を抑制することはないが，刺激部位である障害側運動野における脳卒中後の解剖学的変化に効果が大きく左右される．また，興奮性tDCSは健側運動野へ投与することで，同側支配の強い運動機能を改善する可能性をもつ．前述のように体幹筋，小児脳卒患者は同側支配が強いため，健側半球への興奮性tDCSを実施することで運動機能が改善するかもしれない．

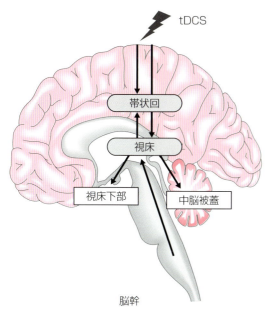

図7 慢性疼痛に対するtDCS（文献9）より改変引用）

3. 慢性疼痛

以前より，運動野に設置した電極で電気刺激を行うことで，除痛効果が得られることがわかっていたが，頭皮上からの刺激でも除痛効果を認めたとする報告をきっかけに，その簡便さから急速に研究が行われるようになった．主に一次運動野に興奮性刺激を行う報告が多い．作用機序は解明されていないが，脳機能画像の研究から，一次運動野と視床の連絡の活性化，帯状回・視床下部・中脳被蓋への作用，上位脳幹の活性化による下行性抑制の関与が推測されている（図7）[9]．

刺激方法の問題点

各疾患に対する効果的なtDCS刺激パラメータは，いまだ解明されていない．本稿では，臨床応用が進んでいる脳卒中後の運動麻痺に対するtDCS治療を大きく抑制性と興奮性に大別し，その特徴および適切な刺激方法を考察する．

tDCS効果に影響する臨床的要因

臨床的要因が脳卒中後の運動麻痺に対するtDCS治療効果へ影響を及ぼすと考えられるが，そのことを検討した研究は少ない．そのため，tDCS治療のメカニズムを考慮しながら治療効果を推測することが求められている．本稿では，tDCS治療に影響すると考えられる，年齢，発症期間，障害部位，機能障害の強さについて考察を行う．

1．年 齢

6～7歳以下の小児は脳梁が未発達なため，脳卒中後の過剰な健側半球から障害側半球への半球間抑制を低下させる健側運動野への抑制性 tDCS は運動機能改善効果は少ないと考えられる．さらに，成人よりも小児では同側支配が強いと考えられており，健側半球運動野の興奮性を低下させる抑制性 tDCS は，麻痺を悪化させるリスクをもつため注意が必要である．

高齢者では，tDCS によって誘導される神経可塑性の誘導能力が低下しているため，tDCS 治療効果が低い可能性があるが，年齢と tDCS 治療効果の関連は完全には解明されておらず，今後の検討が必要である．

2．発症期間

脳卒中急性期において，tDCS 治療が麻痺側運動機能の改善に効果的であるのならば，発症早期からの介入で機能回復の促進および半球間のバランス改善による不適切な可塑性を抑制することが期待される．しかしながら，慢性期と比べ急性期においては両側半球間抑制のバランス不全が生じておらず，半球間対立モデルに基づいた抑制性 tDCS の効果が少ない可能性があり，tDCS 治療が最終的に脳卒中後の機能回復を促進するかについては，今後も検討が必要である．

3．障害部位

障害部位も tDCS 効果に影響をきたす重要な要因の一つと考えられる．健側運動野への tDCS および障害側運動野の tDCS ともに，障害側運動野の興奮性増大を目的とするため，運動野に病巣がある脳卒中患者では効果が少ないことが予想される．同様に効果が期待できる患者は，錐体路機能がある程度保たれている必要があると考えられる．

4．麻痺側運動機能

脳卒中後運動麻痺に対する tDCS 研究は，介入前後に麻痺側の運動機能評価を行うため，麻痺側運動機能がある程度保たれている症例の報告が多く，tDCS 治療効果が麻痺側運動機能によってどの程度影響を受けるのかはよくわかっていない．tDCS 治療効果を持続させるために tDCS と運動訓練を組み合わせる必要があることを考慮すると，効果持続には随意運動が実施可能な麻痺側運動機能が求められる．

また，tDCS 治療の研究は上肢運動麻痺に関するものが多く，下肢運動麻痺に関する報告は少ない．最近の研究から，障害側運動野への興奮性 tDCS が麻痺側の膝筋力や下肢の運動機能を改善させたとする報告を認めるが[10,11]，運動野における上肢の支配領域と比べ下肢の支配領域の抑制回路は少なく，上肢運動麻痺と比較し tDCS の反応が異なる可能性をもつ．また，下肢の対応領域では健側と障害側は隣接しており抑制性 tDCS が健側運動野だけでなく，障害側運動野の興奮性も低下させるリスクがあることを考慮しなくてはいけない．

ニューロリハビリテーションおよび薬剤と tDCS の併用

現在では，脳可塑性を促進し機能回復を引き起こすニューロリハビリテーション手法が多数報告されている[12,13]．大脳皮質の興奮性を人工的に変化させることが可能な tDCS と，ニューロリハビリテーションを併用し脳可塑性を促進することで脳卒中後の運動麻痺を大きく改善することが期待される[14]．現在では運動訓練との併用にとどまらず，リハビリテーション分野で研究が進んでいる CI 療法（Constraint-Induced Movement Therapy），ロボット訓練，神経筋刺激との併用も報告され

始めている.

tDCSとの併用効果が期待できる他の方法としては,薬剤との併用が考えられる.健常者では,N-メチル-D-アスパラギン酸受容体作動薬,L-ドーパ,ドーパミン作動薬,ニコチン,アンフェタミン,選択的セロトニン再取り込み阻害薬などがtDCS効果を増大させると報告されており[15],今後の研究発展が期待されている.

おわりに

tDCS治療に関する研究は,数多く報告されているが,疾患ごとの最適な刺激方法は確立されていないのが現状である.そのため現時点では,抑制性・興奮性tDCSの特性を考慮しながら臨床場面でtDCSを実施する必要がある.大脳皮質興奮性を人工的に変化させることが可能なtDCSとニューロリハビリテーション手法を併用し可塑性を促進することで機能が大きく改善することが期待される.

Conclusion

tDCSは表面電極を頭皮上に置き直流電流を通電する手法で,動物実験を中心に報告されていたが,2000年ごろより生理学的効果がヒトにおいても再確認され,その簡便さから注目を集め始めた手法である.陽極刺激は大脳皮質の興奮性を増加させ,陰極刺激は大脳皮質の興奮性を低下させる効果をもつ.tDCSの神経系への作用機序に関しての詳細は明らかではないが,神経細胞の静止膜電位を変化させることによって生理学的効果をもたらすと考えられている.

大脳皮質の興奮性を頭皮上から人工的に変化させることが可能なtDCSを用い,脳卒中,パーキンソン病,慢性疼痛などの中枢神経疾患の治療を行う報告が相次いでいる.脳卒中においては嚥下障害,半側空間無視,失語に対する治療報告が多い.パーキンソン病患者ではドーパミン不足による大脳皮質基底核ルートの機能障害を是正することを目的としている.慢性疼痛では主に一次運動野に興奮性刺激を行う報告が多く,一次運動野と視床の連絡の活性化,帯状回・視床下部・中脳被蓋への作用,上位脳幹の活性化による下行性抑制の関与が推測されている.

脳卒中後には皮質脊髄路の障害だけでなく,両側半球間のバランス不全および健側肢代償による健側半球興奮性増大が生じているため,健側運動野から障害側運動野への半球間抑制が相対的に過剰な状態となり運動麻痺に悪影響を及ぼす.この両側半球間対立モデルから抑制性tDCSを用い健側運動野の興奮性を低下,または興奮性tDCSを用い障害側運動野の興奮性を増加させて運動訓練効果を増大させ,運動麻痺改善を促す方法が考案されている.さらに運動訓練との併用にとどまらず,ロボット訓練,神経ブロック,神経筋刺激手法と併用することで可塑性を誘導し,大きな改善効果を引き出すことが期待される.

文　献

1) Takeuchi N, et al：Rehabilitation with poststroke motor recovery：a review with a focus on neural plasticity. *Stroke Res Treat* **2013**：128641, 2013

2) Takeuchi N, et al：Noninvasive brain stimulation for motor recovery after stroke：mechanisms and future views. *Stroke Res Treat* **2012**：584727, 2012

3) ミユキ技（http://www.miyuki-net.co.jp/jp/product/researchEquipment/tDCS/DcStimulatorPlus. shtml）2015 年 10 月 15 日閲覧

4) Moliadze V, et al：Electrode-distance dependent after-effects of transcranial direct and random noise stimulation with extracephalic reference electrodes. *Clin Neurophysiol* **121**：2165-2171, 2010

5) Madhavan S, et al：A paradox：after stroke, the non-lesioned lower limb motor cortex may be maladaptive. *Eur J Neurosci* **32**：1032-1039, 2010

6) Murase N, et al：Influence of interhemispheric interactions on motor function in chronic stroke. *Ann Neurol* **55**：400-409, 2004

7) Takeuchi N, et al：Repetitive transcranial magnetic stimulation of contralesional primary motor cortex improves hand function after stroke. *Stroke* **36**：2681-2686, 2005

8) 竹内直行，他：大脳皮質刺激によるニューロリハビリテーション─磁気刺激，電気刺激. *Med Rehabil* **141**：5-13, 2012

9) Fregni F, et al：Technology insight：noninvasive brain stimulation in neurology-perspectives on the therapeutic potential of rTMS and tDCS. *Nat Clin Pract Neurol* **3**：383-393, 2007

10) Madhavan S, et al：Non-invasive brain stimulation enhances fine motor control of the hemiparetic ankle：implications for rehabilitation. *Exp Brain Res* **209**：9-17, 2011

11) Tanaka S, et al：Single session of transcranial direct current stimulation transiently increases knee extensor force in patients with hemiparetic stroke. *Neurorehabil Neural Repair* **25**：565-569, 2011

12) Johansson BB：Current trends in stroke rehabilitation. A review with focus on brain plasticity. *Acta Neurol Scand* **123**：147-159, 2011

13) Langhorne P, et al：Stroke rehabilitation. *Lancet* **377**：1693-1702, 2011

14) Takeuchi N, et al：Combinations of stroke neurorehablitation to facilitate motor recovery：perspectives on Hebbian plasticity and homeostatic metaplasticity. *Front Hum Neurosci* **9**：349, 2015

15) Ridding MC, et al：Determinants of the induction of cortical plasticity by non-invasive brain stimulation in healthy subjects. *J Physiol* **588**：2291-2304, 2010

5 CI療法と運動学習

花田恵介[*1]　竹林　崇[*1]　道免和久[*2]

🔒 Key Questions

1. CI療法の生理学的背景
2. CI療法のエビデンス
3. 運動学習の原則とCI療法への応用

CI療法とは

　CI療法（Constraint Induced Movement Therapy）は，それまでの動物実験の知見をもとにTaubら[1,2]やWolfら[3]が体系化した脳卒中片麻痺上肢に対する治療法の一つである．彼らは脳卒中患者に対し，1日6時間の麻痺手の訓練を2週間集中して実施するとともに，非麻痺手をミットなどで起床時間の90％以上拘束し，日常生活でも麻痺手を使用するよう強く奨励することで，その効果を示した．

　CI療法は，①集中的・段階的な課題指向型訓練，②非麻痺手を拘束することによる麻痺手の積極的使用，③transfer packageと呼ばれる，訓練室で獲得した機能を日常生活に転移させるようデザインされた行動学的手法といった，3つの構成要素からなる（**表1**）[4,5]．一時期，同様の治療が「forced-use therapy」と称して報告されることもあったが[7,8]，単に麻痺手を強制的に使用する治療法では決してない．CI療法は，難易度を調整した段階的な課題指向型練習とtransfer packageによって対象者の自律した麻痺手行動を促進させるプログラムであり，forced-use therapyとは明確に異なる．初期のCI療法で強調されていた「非麻痺手の拘束」は，麻痺手を積極的に使用する状況が整備されていれば必須の要素ではないことが，近年指摘されている[9~11]．

CI療法の生理学的背景

　CI療法は，サルの行動実験における知見をもとに体系化された治療法である．19世紀後半にMottら[12]が，脊髄後根切断によって一側前肢からの体性感覚入力を遮断されたサルの行動を観察し，前肢の使用が消失したこと（不使用），その後の自然回復も得られなかったことを報告した．それ以降，同様の実験[13~16]によって検証され，その現象の再現性は確立されたが，そもそもなぜそのような行動変化が生じるのかについては不明なままであった．20世紀後半にTaubら[17]は，その不使用を「学習された不使用（learned nonuse）」

[*1]Keisuke Hanada, Takashi Takebayashi/兵庫医科大学病院リハビリテーション部
[*2]Kazuhisa Domen/兵庫医科大学リハビリテーション医学教室

表1 CI療法を構成する3つの介入要素 (文献6)より引用)

非麻痺手の使用の制限	課題指向型訓練	transfer package（改善した上肢機能を実生活に反映させる行動学的手法）
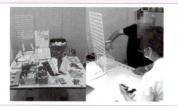		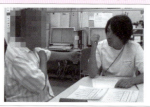
・非麻痺手の行動を物理的に抑制することで、麻痺手の使用を持続的に意識させる ・近年は、患者が自律して非麻痺手の使用を制限できるのであれば、必ずしも拘束しなくてよいとする報告が多い	・大脳皮質の再組織化および残存機能を生かし、新たな運動の再学習を理論的背景とした介入手法 (Shepherd, 2001) ・日常生活において患者が必要とする活動に沿って課題を提供する ・課題は麻痺手の改善状態に合わせて、適切に難易度（負荷量）を漸増させる ・セラピストは原則、徒手的な介助（ハンドリング）を行わない。患者が自発的に課題を遂行できるように環境を調整する	・禁煙指導や糖尿病教育などで用いられる行動心理学的手法をもとにした一連の介入 ・以下のような手続きを組み合わせて、日常生活における麻痺手の使用頻度を改善し、患者の麻痺手行動を変容させる [behavioral contract] 　麻痺手の使用行動を書面にて強く奨励 [self monitoring] 　麻痺手に関する一日の行動を日記に記すなどして、麻痺手の使用状況を自己監視する [problem-solving] 　自助具・補助具の利用や、在宅環境の調整により、麻痺手の使用頻度を向上させる

によるものとする仮説を立て、2つの行動学的手法〔非障害側前肢の拘束および障害側前肢のトレーニング（shaping）〕によって前肢の不使用が改善しうることを発見した。これがCI療法の発端となる基礎研究である。

またCI療法は、これらの研究とときを同じくして明らかにされた神経細胞および大脳皮質における「神経可塑性」の知見にも依拠している。1990年以降、神経可塑性が成人ラットの海馬や嗅球においても認められることが発見され[18~20]、それらが経験依存的であることが次第に明らかとなった。特にvan Praagら[21]は、ケージ内にさまざまな遊具を配置し、複数のラットと関わるような生活をしたラットのほうがより多くの神経可塑性を認めたと示し、神経可塑性における「豊かな環境（enriched environment）」と「身体運動」の重要性を指摘した。さらにNudoら[22]は、一側大脳皮質における手の支配領域を人為的に梗塞させたサルに対して集中的な麻痺手の

訓練を実施した。彼らはその結果、残存する近位関節の支配領域が変化するとともに、手関節や前腕、手指の支配領域が梗塞巣の周辺に再構成されたことを示した。この「使用依存的脳可塑性（use-dependent plasticity）」は、彼らやMerzenichら[23]の研究によって提唱された概念である。近年でもZhaoら[24]やIshidaら[25]が、脳卒中モデルラットの非麻痺側前肢を不動化させたうえで、麻痺側前肢に対してCI療法のような集中訓練をさせると、対照群ラットよりも大脳損傷部位と同側の神経可塑性が促進されることを明らかにしている。

CI療法におけるヒトの使用依存的脳可塑性については、まずLiepertら[26]によって確認された。彼らは、CI療法を受けた脳卒中患者における一次運動野（M1：primary motor cortex）の領域変化を経頭蓋磁気刺激を用いて調べたところ、CI療法後に損傷側M1における手の支配領域が拡大していたことを明らかに

した．加えて，Könönen ら[27]は SPECT（Single Photon Emission Computed Tomography）による検討を行い，CI 療法後に損傷半球の中心前回や運動前野，上前頭回，両側の小脳といった領域の血流が増加したことを報告した．その後も機能画像研究の進歩に伴い，functional MRI（fMRI）や Voxel Based Morphomentry（VBM）などによっても CI 療法による大脳皮質の可塑性が確認された[28,29]．

CI 療法のエビデンス

エビデンスに基づいた治療の構築においては，基礎科学の知見を臨床における診療へと変換する bench-to-bedside プロセス（研究室での研究結果を直接臨床に応用していく手法や手続き）が重要とされる[30]．製薬研究などでは，従来から用いられている過程であるが，ニューロリハビリテーションの領域においてこのようなプロセスが採用された研究はほとんどない．その中で CI 療法は，サルの基礎研究から派生し，その方法論がヒトの臨床へと応用された数少ない治療法であるといえる[31]．

1．EXCITE 試験

CI 療法において最も大規模で質の高い介入研究を行っているのが，Wolf ら[3,32]の EXCITE（EXtremity Constraint Induced Therapy Evaluation）試験である．彼らは前向き単盲検化多施設ランダム化比較試験によって，その効果を検証した．そこでは，3,000 人以上の脳卒中患者をスクリーニングした後，適格基準を満たした 222 人の初発脳卒中患者を 2 群にランダム割付けをして介入を試みた．1 日 6 時間の CI 療法を 2 週間受ける CI 療法群と，その期間特別な治療を受けない通常ケア群において，介入前後の上肢機能の変化を比較した．その結果，CI 療法群のほうが通常ケ

ア群に比べて，麻痺手の上肢機能および日常生活における麻痺手の使用頻度に有意な改善を示した[3]．加えて彼らは，その効果が 1 年後，ないし 2 年後まで維持されたことも報告した[32]．

2．各国のガイドラインにおける CI 療法の位置づけ

Langhorne ら[33,34]は，脳卒中後の上肢リハビリテーションに関する系統的レビューの結果から，CI 療法が上肢機能（arm function）に対して良好な結果を残しており，robot-assisted training とともに有益な治療法であるとしして推奨している（**表2**）．諸外国の脳卒中関連ガイドラインにおいても，オーストラリア[35]，カナダ[36]，英国[37]，ニュージーランド[38]の関連学会が，上肢機能障害に対し推奨される治療として CI 療法に推奨グレード A を与えている．加えて米国心臓協会のガイドラインにおいても，CI 療法のような多様な反復的課題練習に対して推奨グレード A を付与している[39]．わが国で公表されている『脳卒中治療ガイドライン 2015』[40]では，多種のランダム化比較試験によって高いエビデンスがあるとして推奨グレード A としている．

運動学習の原則と CI 療法への応用

Kleim ら[41]は，それまでの神経可塑性の知見をもとに脳損傷後の運動学習における 10 の原則を提唱している．近年 Winstein ら[42]や Roller ら[43]は，彼らの考えをもとに脳卒中の運動療法を提案しているが，CI 療法のプロトコールや研究結果は，まさに Kleim らの原稿に合致した治療法といえる．本稿では Kleim らの提唱した運動学習の原則を紹介しながら，それらに関連する CI 療法の方法論および研究結果について述べる．

表2　脳卒中後上肢麻痺に対する治療介入のメタアナリシス（文献33）より改変引用）

介入手法	介入研究の数 （対象者総数）	効果尺度の SMD （95％信頼区間）
上肢に対する治療		
neurophysiological approach	6（248）	
bilateral training	2（111）	
CI 療法	21（508）	
EMG biofeedback	4（126）	
electrostimulation	13（277）	
high-intensity therapy	6（571）	
mental practice	4（72）	
repetitive task training	8（414）	
robotics	10（255）	
splinting or orthosis	4（105）	

SMD：standardized mean difference, EMG：electromyography

1．use it or lose it（「使う」ことが重要である：使用依存的脳可塑性）

手の「使用」を促進するような介入は，すべての治療における大前提となる．麻痺手を使用しないことは，それに関わる脳機能を駆動しないことと同義であり，麻痺手の機能は大脳レベルでの負の変化を引き起こす．これは，Merzenich らや Nudo らが提唱した「使用依存的脳可塑性」の概念からも明らかである．前述のように，CI 療法は麻痺手を使用した行動を増加させることを最も重要な目的として掲げている[42]．Hidaka ら[44]は，EXCITE 試験のデータを計算論的手法によって後方視的に解析し，この原則の妥当性を客観的に証明している．

2．use it or improve it（課題難易度は適切に漸増される必要がある）

提示する課題は難しすぎずやさしすぎず，適切な難易度に設定するとともに，その難易度を適宜漸増させていく必要がある．Plautz ら[45]は，サルを一定の大きさの穴からエサを取らせた（難易度を一定にした）群と，エサの入った穴を徐々に小さくした（難易度を漸増させた）群に割り付け，練習後の損傷側大脳皮質の変化を観察した．その結果，難易度を一定にした群では前腕手関節・手指に関わる一次運動野の領域は若干小さくなっていた．一方，難易度を漸増させた群では，一次運動野の当該領域における手指の支配領域が訓練前より増大したと報告した（**図1**）．このことは，単に豊富な環境と身体運動を提供す

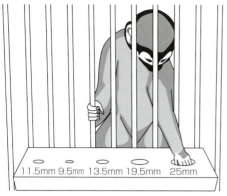
a. エサ取り課題の様子

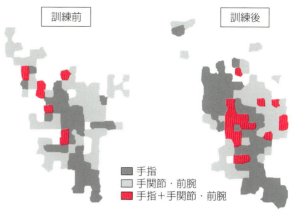
b. 難易度を漸増したサルにおける訓練前後の運動皮質変化

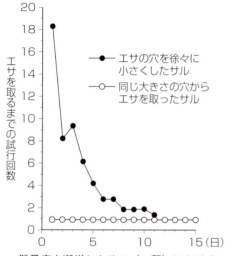
c. 難易度を漸増したサル（●印）における
エサ取り課題の習熟度合い

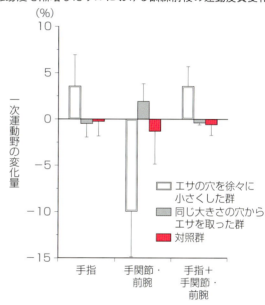
d. 訓練条件別にみた運動皮質領野の変化

図1　課題の難易度調整が運動学習に与える影響（文献45）より改変引用）

　Plautzらは，サルにaのような環境で穴からエサを取る課題を行わせた．エサの入った穴を徐々に小さくした（難易度を漸増させた）群のサルは，その都度エサを取るまでの試行回数が増えたが訓練日数が進むにつれて1回で取れるようになった（c）．訓練終了後に一次運動野における支配領域の変化を調べたところ，難易度を漸増させた群のサルは，手指を支配する領域が拡大していた（b, d）

るだけでは不十分であり，それらに新たな経験や学習を付加することが，機能改善と神経可塑性を誘導するために必要であることを示している．またKwakkelら[5]は，過去に報告されたforced-use therapy，およびCI療法の介入研究の効果量を分析し，CI療法のほうがより大きな改善を得たことを示したが，この結果はCI療法における難易度設定の重要性を如実に表している．

3. 課題特異性

　課題特異性は，学習・記憶研究において古くから検討されており，その重要性は運動においても同様である．Nellesら[46]は，脳卒中患者の麻痺手に対して課題指向型訓練を実施した群のほうが，通常のリハビリテーションを実施した群に比べてより大きな上肢機能の改善を示したことに加え，同側の感覚運動領野や両側の運動前野および下頭頂葉に活動の

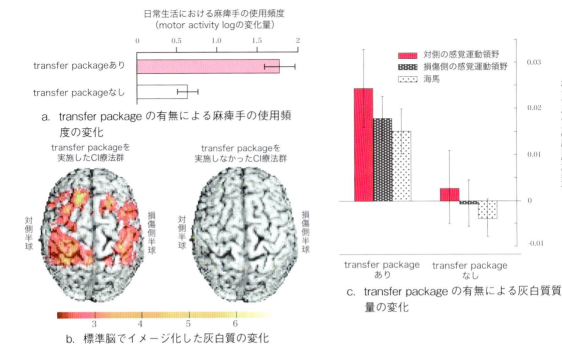

図2 transfer package が麻痺手の使用頻度および大脳皮質に与える影響（文献29）より改変引用）

transfer package を実施した群は，実施しなかった群に比べて，日常生活における麻痺手の使用頻度が有意に増加した（a）．さらに，transfer package を実施した群では両半球の一次運動野，一次感覚野，補足運動野，運動前野，海馬の灰白質質量が有意に増大した（b, c）．

増加がみられたことを示した．そのほかにも到達把持運動の軌道が物体の形状[47,48]や重量[49,50]，肌理[51]などの環境要因に依存して変化することが明らかにされており，これらも課題特異性を示す知見であると思われる．CI療法では特に，transfer package を用いて日常生活での麻痺手の使用を促すが，それによる日常生活での麻痺手の使用頻度増加は，課題特異性の原則に沿ったものであると思われる．Gauthierら[29]はCI療法前後における大脳皮質のfMRIでの画像統計解析を行い，適切な transfer package を含むCI療法を実施した患者では，そうでない患者に比べて感覚運動領野や海馬における灰白質の質量が増大していたことを示している（**図2**）．

4．反復および強度（intensity）の重要性

神経可塑性を誘導するためには十分な強度で反復する必要があり，この原則も「使用依存的脳可塑性」の概念に基づく．Veerbeekら[52]は，脳卒中リハビリテーションに関する467の文献をレビューしたところ，麻痺側上下肢に対する有効な治療介入として重要な要素は，「課題特異的な介入」とともに「反復」の要素が抽出されたと報告した．CI療法においても課題指向型訓練の集中的な反復は重要な構成要素である[4]．

さらに近年のCI療法研究では，この課題の反復を「どのような割合で」行うかに焦点があてられている．従来のCI療法は1日6時間の訓練を2週間行う，いわゆる「集中練習（massed practice）」の形式を採用しているが，この練習形式は，脳卒中急性期〜亜急性期のような入院期間が限られた時期に最大限の効果を得るためには有用である一方，脳卒中慢性期における優位性はさほどみられないことがいわれている[53]．また，書字のような

連続的課題においては，集中練習よりも「分散練習（distributed practice）」のほうが効率的であることも指摘されている．このような流れから，近年では従来のプロトコールを修正してCI療法を実践し，その有効性を検討した報告も多くみられている[54,55]．

5．介入時期の重要性

脳卒中後の早期介入は，損傷脳領域近傍の残存組織や損傷対側半球における神経可塑性を促進するといわれており，上肢機能の回復に決定的な役割を果たしうる[56~58]．Ishidaら[25]も脳卒中モデルのラットを用いた検討を行い，CI療法に類似した訓練が大脳損傷部位と同側の神経可塑性を促進するとともに，損傷後のより早期からの訓練がより大きな機能的回復を導くことを報告した．しかし，損傷後のあまりに早期から過度な訓練を行うことは逆効果を生むともいわれている[59~61]．CI療法の報告においても，亜急性期～慢性期の脳卒中患者に対しては多くの有効性が報告されている一方，急性期におけるCI療法の有効性は現在のところ得られていない[62,63]．El-Helowら[64]は，訓練時間を，1日2時間以内に抑えた集中練習であれば急性期であっても有効であると主張している．

6．セイリエンス（顕現性）の重要性

神経可塑性を誘導するために，訓練は患者自身が変化を感じとれるようなセイリエンスのあるプログラムにすべきである．つまり患者の訓練目標は，達成可能であると同時に，患者にとってそれが重要な課題であり，達成したことが実感できるものでなければならない．Barkerら[65]は脳卒中患者を対象に上肢機能回復の要因に関するアンケートを行ったところ，多くの患者は「日常生活課題で手を使うこと」が上肢機能の回復に最も重要であると回答していた．このことを鑑みると，課題指向型訓練やtransfer packageによって日常生活における麻痺手の使用を促進することは，患者自身が上肢機能の回復を実感するために重要な過程であると思われる．EXCITE試験で用いられたCI療法の詳細なプロトコールにも，「課題指向型訓練を考慮する際は，改善の余地があると思われる関節運動，ならびに患者が好む関節運動に焦点を当てるべきだ」と明記されている[4,66]．

7．年齢の重要性

若年者の脳は，より柔軟な神経可塑性を有しており，しばしば治療に肯定的な影響を与える．それを直接支持するような生理学的知見は少ないが，高齢者になればなるほど併存する心血管病変や認知症，耐久性，動機づけといった因子が治療効果を阻害してしまうのかもしれない．CI療法の効果に影響を与える因子を検討したいくつかの研究もまた，年齢の影響を明らかにしている[67~69]．

8．運動の「転移」を考慮すること

ある運動経験に応じた神経可塑性は，類似した行動の獲得を促進する可能性がある．この運動学習における「転移」は，これまで運動学習の領域において長く議論されてきた要素であるが，その機序はいまだ不明な点も多い．転移あるいは汎化という考えは，熟練した課題（例：書字）において用いられるシステムが，使用肢固有のシステムとは独立して存在することを示した過去の研究から派生している[70]．また，新規課題に対する運動スキルの転移は，同一の課題を連続して行う「一定練習」よりもさまざまな課題を行う「多様練習」において生じやすいこともいわれている[71~73]．

CI療法では，提示する課題を15～20分ごとに変更する「多様練習」を採用している[4]．加えてEXCITE試験から得た課題練習記録

の後方視的分析では，多様な課題練習を行ったほうがより大きな上肢機能改善を得られることを明らかにしている[74]．

■ 9．文脈干渉効果を考慮すること

ある経験によって生じた神経可塑性は，異なる運動スキルの獲得に影響を与える．運動学習における課題の遂行順序に関して調べた研究は，運動学習がブロック練習よりもランダム練習において，より促進されることを示唆している．この現象は文脈干渉効果として知られている[75〜77]．その理由として，ランダム練習は課題が変更されるごとに運動を計画し直す必要があるため，より強い運動記憶の表象を与えるのではないかと考えられている[71,78]．CI療法においてもブロック練習を避けるために，提示する課題は15〜20分ごとで変更するよう提案されている[4]．

また脳卒中患者において，誤った動作や代償された動作が定着してしまうと機能回復に悪影響を与えるとされるように[79]，脳卒中モデルのラットの研究においても「学習された悪使用（learned bad use）」という考えが提唱され，定型的な運動パターンが運動学習に悪影響を与えることが明らかにされている[80]．こういった観点からも，同じ動作の繰り返しは動作の改善よりもむしろ，低下を招く可能性があると指摘されている[81]．

🔓 *Conclusion*

本稿ではCI療法の概要とともに，生理学的背景やエビデンス，ならびに運動学習との接点について述べた．CI療法はそれ自体が治療概念ではなく，近年の運動制御や運動学習の理論，および行動学の知見を豊富に取り入れた一連の治療パッケージといえる．それらの知見は，CI療法だけではなく運動障害を有するすべての患者に対する治療プログラムを考えるうえでも重要な示唆を与えてくれる．患者の生活やニーズを捉えた目標志向的な介入が，効果的かつ持続した機能改善につながることを心にとどめておきたい．

文 献

1) Taub E, et al：Technique to improve chronic motor deficit after stroke. *Arch Phys Med Rehabil* **74**：347-354, 1993

2) Taub E, et al：A placebo-controlled trial of constraint-induced movement therapy for upper extremity after stroke. *Stroke* **37**：1045-1049, 2006

3) Wolf SL, et al：Effect of constraint-induced movement therapy on upper extremity function 3 to 9 months after stroke：the EXCITE randomized clinical trial. *JAMA* **296**：2095-2104, 2006

4) Morris DM, et al：Constraint-induced movement therapy：characterizing the intervention protocol. *Eura Medicophys* **42**：257-268, 2006

5) Kwakkel G, et al：Constraint-induced movement therapy after stroke. *Lancet Neurol* **14**：224-234, 2015

6) 花田恵介，他：CI療法—最近の知見．脊椎脊髄ジャーナル **27**：107-113，2014

7) Ostendorf CG, et al：Effect of forced use of the upper extremity of a hemiplegic patient on changes in function：a single-case design. *Phys Ther* **61**：1022-1028, 1981

8) van der Lee JH, et al：Forced use of the upper extremity in chronic stroke patients：results from a single-blind randomized clinical trial. *Stroke* **30**：2369-2375, 1999

9) Uswatte G, et al：Contribution of the shaping and restraint components of Constraint-Induced Movement therapy to treatment outcome. *NeuroRehabilitation* **21**：147-156, 2006

10) Brogårdh C, et al：A 1-year follow-up after shortened constraint-induced movement therapy with and without mitt poststroke. *Arch Phys Med Rehabil* **91**：460-464, 2010

11) Taub E, et al：The functional significance of cortical reorganization and the parallel development of CI

therapy. *Front Hum Neurosci* **8**：396, 2014

12）Mott FW, et al：Experiments upon the influence of sensory nerves upon movement and nutrition of the limbs. Preliminary communication. *Proc R Soc Lond* **57**：481-488, 1895

13）Twitchell TE：Sensory factors in purposive movement. *J Neurophysiol* **17**：239-252, 1954

14）Lassek AM：Inactivation of voluntary motor function following rhizotomy. *J Neuropathol Exp Neurol* **12**：83-87, 1953

15）Knapp HD, et al：Effect of deafferentation on a conditioned avoidance response. *Science* **128**：842-843, 1958

16）Knapp HD, et al：Movements in monkeys with deafferented fore limbs. *Exp Neurol* **7**：305-315, 1963

17）Taub E, et al：The learned nonuse phenomenon：implications for rehabilitation. *Eura Medicophys* **42**：241-255, 2006

18）Gould E, et al：Adrenal hormones suppress cell division in the adult rat dentate gyrus. *J Neurosci* **12**：3642-3650, 1992

19）Cameron HA, et al：Differentiation of newly born neurons and glia in the dentate gyrus of the adult rat. *Neuroscience* **56**：337-344, 1993

20）Corotto FS, et al：Odor deprivation leads to reduced neurogenesis and reduced neuronal survival in the olfactory bulb of the adult mouse. *Neuroscience* **61**：739-744, 1994

21）van Praag H, et al：Neural consequences of environmental enrichment. *Nat Rev Neurosci* **1**：191-198, 2000

22）Nudo RJ, et al：Use-dependent alterations of movement representations in primary motor cortex of adult squirrel monkeys. *J Neurosci* **16**：785-807, 1996

23）Merzenich MM, et al：Somatosensory cortical map changes following digit amputation in adult monkeys. *J Comp Neurol* **224**：591-605, 1984

24）Zhao SS, et al：Increased neurogenesis contributes to the promoted behavioral recovery by constraint-induced movement therapy after stroke in adult rats. *CNS Neurosci Ther* **19**：194-196, 2013

25）Ishida A, et al：Early constraint-induced movement therapy promotes functional recovery and neuronal plasticity in a subcortical hemorrhage model rat. *Behav Brain Res* **284**：158-166, 2015

26）Liepert J, et al：Motor cortex plasticity during constraint-induced movement therapy in stroke patients. *Neurosci Lett* **250**：5-8, 1998

27）Könönen M, et al：Increased perfusion in motor areas after constraint-induced movement therapy in chronic stroke：a single-photon emission computerized tomography study. *J Cereb Blood Flow Metab* **25**：1668-1674, 2005

28）Mark VW, et al：Neuroplasticity and constraint-induced movement therapy. *Eura Medicophys* **42**：269-284, 2006

29）Gauthier LV, et al：Remodeling the brain：plastic structural brain changes produced by different motor therapies after stroke. *Stroke* **39**：1520-1525, 2008

30）Westfall JM, et al：Practice-based research—"Blue Highways" on the NIH roadmap. *JAMA* **297**：403-406, 2007

31）Huang WC, et al：Constraint-induced movement therapy as a paradigm of translational research in neurorehabilitation：reviews and prospects. *Am J Transl Res* **3**：48-60, 2010

32）Wolf SL, et al：Retention of upper limb function in stroke survivors who have received constraint-induced movement therapy：the EXCITE randomised trial. *Lancet Neurol* **7**：33-40, 2008

33）Langhorne P, et al：Motor recovery after stroke：a systematic review. *Lancet Neurol* **8**：741-754, 2009

34）Langhorne P, et al：Stroke rehabilitation. *Lancet* **377**：1693-1702, 2011

35）National Stroke Foundation：Clinical guidelines for stroke management 2010.（http://strokefoundation.com.au/site/media/clinical_guidelines_stroke_managment_2010_interactive.pdf）2015 年 10 月 1 日閲覧

36）Canadian Best Practice Recommendations for Stroke Care 2010.（http://www.strokebestpractices.ca/wp-content/uploads/2011/04/2010BPR_ENG.pdf）2015 年 10 月 1 日閲覧

37）National Clinical Guidelines for Stroke—fourth edition.（https://www.rcplondon.ac.uk/sites/default/files/national-clinical-guidelines-for-stroke-fourth-edition.pdf）2015 年 10 月 1 日閲覧

38）New Zealand Clinical Guidelines for Stroke Management 2010.（http://www.stroke.org.nz/resources/NZClinicalGuidelinesStrokeManagement2010ActiveContents.pdf）2015 年 10 月 1 日閲覧

39）Miller EL, et al：Comprehensive overview of nursing and interdisciplinary rehabilitation care of the stroke patient：a scientific statement from the American Heart Association. *Stroke* **41**：2402-2448, 2010

40）日本脳卒中学会脳卒中ガイドライン委員会，他（編）：脳卒中治療ガイドライン 2015．協和企画，2015

41）Kleim JA, et al：Principles of experience-dependent neural plasticity：implications for rehabilitation after brain damage. *J Speech Lang Hear Res* **51**：S225-S239, 2008

42）Winstein CJ, et al：Task-oriented training to promote upper extremity recovery. Stein J, et al（eds）：Stroke Recovery and Rehabilitation, pp267-290, Demos Medical Pub, New York, 2008

43）Roller ML, et al：Contemporary issues and theories of motor control, motor learning, and neuroplasticity. Umphred DA, et al（eds）：Neurological Rehabilitation 6th ed. Elsevier, Amsterdam, 2012, pp69-98

44) Hidaka Y, et al：Use it and improve it or lose it：interactions between arm function and use in human post-stroke. *PLoS Comput Biol* **8**：e1002343, 2012

45) Plautz EJ, et al：Effects of repetitive motor training on movement representations in adult squirrel monkeys：role of use versus learning. *Neurobiol Learn Mem* **74**：27-55, 2000

46) Nelles G, et al：Arm training induced brain plasticity in stroke studied with serial positron emission tomography. *Neuroimage* **13**：1146-1154, 2001

47) Cuijpers RH, et al：On the relation between object shape and grasping kinematics. *J Neurophysiol* **91**：2598-2606, 2004

48) Jeannerod M：The timing of natural prehension movements. *J Mot Behav* **16**：235-254, 1984

49) Johansson RS, et al：Coordinated isometric muscle commands adequately and erroneously programmed for the weight during lifting task with precision grip. *Exp Brain Res* **71**：59-71, 1988

50) Weir PL, et al：The effects of object weight on the kinematics of prehension. *J Mot Behav* **23**：192-204, 1991

51) Weir PL, et al：Is object texture a constraint on human prehension？：kinematic evidence. *J Mot Behav* **23**：205-210, 1991

52) Veerbeek JM, et al：What is the evidence for physical therapy poststroke? A systematic review and meta-analysis. *PLoS One* **9**：e87987, 2014

53) Kwakkel G：Intensity of practice after stroke：more is better. *Schweiz Arch Neurol Psychiatr* **160**：295-298, 2009

54) Page SJ, et al：Modified constraint-induced therapy in chronic stroke：results of a single-blinded randomized controlled trial. *Phys Ther* **88**：333-340, 2008

55) Lin KC, et al：Constraint-induced therapy versus dose-matched control intervention to improve motor ability, basic/extended daily function, and quality of life in stroke. *Neurorehabil Neural Repair* **23**：160-165, 2009

56) Barbay S, et al：Behavioral and neurophysiological effects of delayed training following a small ischemic infarct in primary motor cortex of squirrel monkeys. *Exp Brain Res* **169**：106-116, 2006

57) Biernaskie J, et al：Efficacy of rehabilitative experience declines with time after focal ischemic brain injury. *J Neurosci* **24**：1245-1254, 2004

58) Nudo RJ：Mechanisms for recovery of motor function following cortical damage. *Curr Opin Neurobiol* **16**：638-644, 2006

59) Risedal A, et al：Early training may exacerbate brain damage after focal brain ischemia in the rat. *J Cereb Blood Flow Metab* **19**：997-1003, 1999

60) Humm JL, et al：Use-dependent exacerbation of brain damage occurs during an early post-lesion vulnerable period. *Brain Res* **783**：286-292, 1998

61) Kozlowski D, et al：Use-dependent exaggeration of neuronal injury following unilateral sensorimotor cortex lesions in rats. *J Neurosci* **16**：4776-4786, 1996

62) Boake C, et al：Constraint-induced movement therapy during early stroke rehabilitation. *Neurorehabil Neural Repair* **21**：14-24, 2007

63) Dromerick AW, et al：Very Early Constraint-Induced Movement during Stroke Rehabilitation (VECTORS) a single-center RCT. *Neurology* **73**：195-201, 2009

64) El-Helow MR, et al：Efficacy of modified constraint-induced movement therapy in acute stroke. *Eur J Phys Rehabil Med* **51**：371-379, 2015

65) Barker RN, et al：Factors contributing to upper limb recovery after stroke：a survey of stroke survivors in Queensland Australia. *Disabil Rehabil* **29**：981-989, 2007

66) Winstein CJ, et al：Methods for a multisite randomized trial to investigate the effect of constraint-induced movement therapy in improving upper extremity function among adults recovering from a cerebrovascular stroke. *Neurorehabil Neural Repair* **17**：137-152, 2003

67) Rijntjes M, et al：Individual factors in constraint-induced movement therapy after stroke. *Neurorehabil Neural Repair* **19**：238-249, 2005

68) Fritz SL, et al：Descriptive characteristics as potential predictors of outcomes following constraint-induced movement therapy for people after stroke. *Phys Ther* **86**：825-832, 2006

69) Lin KC, et al：Potential predictors of motor and functional outcomes after distributed constraint-induced therapy for patients with stroke. *Neurorehabil Neural Repair* **23**：336-342, 2009

70) Rijntjes M, et al：A blueprint for movement：functional and anatomical representations in the human motor system. *J Neurosci* **19**：8043-8048, 1999

71) Hall KG, et al：Variability of practice and contextual interference in motor skill learning. *J Mot Behav* **27**：299-309, 1995

72) Roller CA, et al：Variable practice with lenses improves visuo-motor plasticity. *Brain Res Cogn Brain Res* **12**：341-352, 2001

73) Seidler RD：Neural correlates of motor learning, transfer of learning, and learning to learn. *Exerc Sport Sci*

Rev **38**：3-9, 2010
74) Wolf SL, et al：The Excite Trial：relationship of intensity of constraint induced movement therapy to improvement in the wolf motor function test. *Restor Neurol Neurosci* **25**：549-562, 2007
75) Giuffrida CI, et al：Differential transfer benefits of increased practice for constant, blocked, and serial practice schedules. *J Mot Behav* **34**：353-365, 2002
76) Meira CM, et al：The contextual interference effect in acquisition of dart-throwing skill tested on a transfer test with extended trials. *Percept Mot Skills* **92**：910-918, 2001
77) Perez CR, et al：Does the contextual interference effect last over extended transfer trials? *Percept Mot Skills* **100**：58-60, 2005
78) Lee TD, et al：The locus of contextual interference in motor-skill acquisition. *J Exp Psychol Learn Mem Cogn* **9**：730-746, 1983
79) Allred RP, et al：Training the "less-affected" forelimb after unilateral cortical infarcts interferes with functional recovery of the impaired forelimb in rats. *Restor Neurol Neurosci* **23**：297-302, 2005
80) Alaverdashvili M, et al："Learned baduse" limits recovery of skilled reaching for food after forelimb motor cortex stroke in rats：a new analysis of the effect of gestures on success. *Behav Brain Res* **188**：281-290, 2008
81) Roby-Brami A, et al：Motor compensation and recovery for reaching in stroke patients. *Acta Neurol Scand* **107**：369-381, 2003

6 HANDS therapy

藤原俊之[*1]

Key Questions

1. HANDS therapy とは
2. 適応とプログラム内容
3. 効果と機序
4. 今後の展望

はじめに

脳卒中患者片麻痺患者の上肢機能障害の問題として，機能障害の回復が，いわゆる日常生活に必要とされる上肢機能の回復になかなか結びつかない点にある．

回復期リハビリテーション病院に入院となった初回発症の脳卒中片麻痺患者のうち，入院時に麻痺側手指の分離運動が可能であった患者〔(SIAS[6]：Stroke Impairment Assessment Set) finger function score 3 以上〕では，退院時にその 90％以上は本のページを麻痺側でめくる，コップを口までもっていくなどが可能となり，実用的な機能を獲得していたが，分離運動が出現していない患者では，その実用的な機能の獲得は困難であった．通常の回復期リハビリテーションにより，分離運動が出現している患者では実用的な手の機能の獲得が可能であるが，分離運動が出現していない例では麻痺手の実用性の獲得が非常に限ら

れているのが現状である．

そこで，われわれは通常のリハビリテーションでは上肢実用性の獲得が困難であった中等度～重度片麻痺患者に対する機能的な回復を目指すために HANDS（Hybrid Assistive Neuromuscular Dynamic Stimulation）therapy[1,2] を開発した．

HANDS therapy とは

HANDS therapy は，脳卒中片麻痺患者の上肢機能を改善させる目的に開発された新たな治療法であり，随意運動介助型電気刺激装置と上肢装具を 1 日 8 時間装着し，3 週間行う治療である[1,2]．

HANDS therapy（**図 1**）で用いる電気刺激は，随意運動を介助するための電気刺激という概念となる．これは訓練で例えると，自動運動介助に近い．つまり，運動の主体は患者自身が行う active な運動であり，その運動を正しい方向へ誘導する，または動きを出しやすいように治療者（HANDS の場合は装具と随意運動介助型電気刺激装置）が手伝い，目的と

[*1]Toshiyuki Fujiwara/東海大学医学部専門診療学系リハビリテーション科学

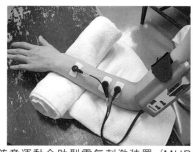
随意運動介助型電気刺激装置（MURO solution；パシフィックサプライ社製）
・筋電導出電極と電気刺激電極は同一
　→促通したい筋に正確に電気刺激を与えることが可能
・随意筋電量に比例した電気刺激が可能

＋
電極は総指伸筋と固有示指伸筋上に

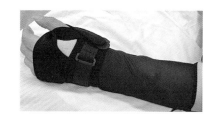
手関節装具（手関節中間位・対立位の保持），長対立装具，短対立装具

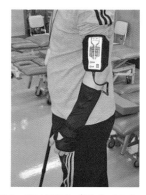
随意運動介助型電気刺激装置と手関節装具を1日8時間，3週間装着し，日常での麻痺肢の使用を促す

図1 HANDS（Hybrid Assistive Neuromuscular Dynamic Stimulation）therapy
Integrated Volitional control Electrical Stimulation（IVES）と手関節固定装具（長対立装具）を日中8時間装着し，刺激装置はアームケースに収納し携帯．訓練のみならず，日常生活での麻痺肢の使用を積極的に促す．手指機能に応じて短対立装具なども併用

する動作を獲得していくという考え方である．あくまでも assistive stimulation という考え方である．つまり，電気刺激により動作を再現させる目的の機能的電気刺激（FES：Functional Electrical Stimulation）とは異なり，あくまでも患者自身の随意運動を介助するための電気刺激という概念である．電気刺激のみで他動的な運動を再現することが目的ではない．よって，HANDS therapy は単純な電気刺激による反復訓練を目的とするものではなく，電気刺激，装具を用いて，患者自身の随意運動（主な標的は手指伸展動作）を訓練の場面だけでなく日常生活での麻痺肢の使用を通じて促し，日常生活に必要な機能を回復させる治療である．

HANDS therapy で用いる随意運動介助型電気刺激装置は，村岡[3]により開発された．この装置では，標的筋の随意筋電量に比例した電気刺激が可能である．標的筋を動かそうとして筋電図が感知した時のみ電気刺激が行われ，随意収縮をやめれば刺激は行われなくなる．よって刺激強度，刺激時間は患者自身の随意収縮によりコントロールされるため，一度設定をすれば，患者自身がスイッチを操作する必要はない．刺激は標的筋に力を入れている時だけ与えられ，力を抜けば刺激は止まる．つまり，刺激はオンデマンドに与えられるため，長時間の装着が可能である．また，

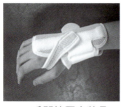 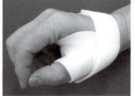

a. 手関節固定装具　　b. 短対立装具

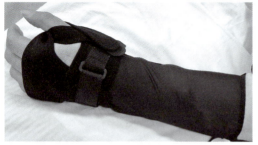

c. HANDS therapy 用に開発された長対立装具
図2　装具

素材は通気性にすぐれたものを使用．手部のベルトにより対立位などの機能的肢位の調整が可能．HANDS therapy 終了後にも装具のみの使用により痙縮のコントロールが可能

筋電導出電極と電気刺激電極は同一のため，筋電を導出する電極から刺激が行えるので，的確に標的筋への刺激が可能である．

HANDS therapy で用いる装具は，いわゆる長対立装具や手関節固定装具，短対立装具である（図2）．

HANDS therapy の目的は，機能回復による日常生活での麻痺肢の実用性の改善である．上肢の機能を考えた場合，日常での実用性を改善させるためには，近位ではリーチング動作，手指機能では grip and release，pinch and release が重要である．これらの機能の再建には手指伸展機能だけでなく母指の外転，対立位の保持や掌側支えによる手掌アーチの再建が重要である．また，手関節固定装具で手関節を中間位に保持することにより痙性抑制効果が得られ，屈筋共同運動パターンの患者で随意運動時の屈筋群の過剰な筋活動を抑制でき，日中8時間装着することにより自動運動可動域ならびに痙縮の改善を認めることが報告されている[4]．日中の活動時に手関節装具を装着することにより，日常生活の諸動作時の上肢筋緊張の増強や連合反応などの出現も抑制することが可能である．痙縮の抑制効果は手関節のみならず，手指，肘関節，肩関節にも及ぶ．機序に関しては持続伸張による monosynaptic spinal reflex の抑制のみならず type Ⅱ afferent を介する polysynaptic spinal reflex pathway の関与も示唆されている[5]．

そこで HANDS therapy では随意運動介助型電気刺激と装具を Hybrid して使用している．

適応

対象は脳卒中，脳損傷後の片麻痺患者を対象としている．HANDS therapy の目的は，片麻痺患者の手指伸展機能 grip and release，pinch and release の改善による，麻痺側上肢の日常生活動作における実用性の獲得である．近位部も含めて，筋活動を認めないような症例では適応とならない．また，表面電極により筋活動の記録が可能である総指伸筋（EDC：Extensor Digitorum Communis），長母指伸筋（EPL：Extensor Pollicis Longus）などの手指伸筋群のいずれかに筋活動を認める必要がある．機能回復のメカニズムとしては，求心性感覚神経への入力も重要であるため，手指の位置覚が消失している症例では効果が得られにくい．またジストニアなどの不随意運動の症例では，かえって不随意運動を増強する可能性があるので，行っていない．**表1**に当院での適応基準を示す．

対象となる患者は，SIAS の finger function test で 1A（集団屈曲レベル）から3点（分離運動は可能だが拙劣）までとなる．痙縮の影響により繰り返し動作では伸展が困難になる症例では，分離運動が可能なレベルでも適応となる．また，日常生活で使うということを考えると近位筋の機能も重要であり，SIAS

表1 HANDS therapy の適応

- ・脳卒中による片麻痺患者（失調や不随意運動は除く）
- ・杖，装具は使用していてもかまわないが，歩行が一人で可能
- ・日常生活の基本的な動作が自立している方（食事，トイレ動作，乗り移り動作など）
- ・麻痺手の手指伸筋群（総指伸筋など）の筋活動が表面電極で記録できる
- ・麻痺手は乳頭の高さまで挙がる
- ・感覚障害が重度でない（目をつぶって，良いほうの手で，麻痺側の親指を探してつかめる）
- ・訓練の指示理解が可能，日常での意思の表出が可能

除外項目（下記項目にあてはまる方はこの治療の対象となりません）
- ・ペースメーカーを使用されている方
- ・麻痺側上肢に異常な疼痛，しびれのある方
- ・麻痺手の著しい拘縮（指や手首の関節がすでに固くなってしまって，他動的に動かそうとしても動かせない方）
- ・認知症，高次脳機能障害によって訓練の施行が困難な方
- ・麻痺側前腕に金属などの体内異物がある方
- ・皮膚の問題があり，電気刺激が困難な方
- ・コントロール不良のてんかんのある方

の knee-mouth test が 2（麻痺手を胸の高さまで上げることができる）以上が必要であると考える．

治療プログラム

随意運動介助型電気刺激装置の刺激兼導出電極は，基本的には麻痺側 EDC 上に置く．刺激強度は安静時には運動閾値下で刺激を感じない程度とし，随意収縮時には，その患者の手指機能に応じて手指伸展をアシストする強度の刺激を用いる．前述したように，HANDS の目的は電気刺激により動作を行わせることではない．あくまでもアシストするということであるため，あまり強い刺激を用いる必要はない．刺激なしで患者が行う随意運動のレベルを少し手伝うように刺激するというイメージで刺激は調整するのがポイントである．装着中は刺激装置をアームケースに収納し，日中施行中は携帯させる．介助刺激なしには指の伸展が不十分な例においても，刺激により，随意的な指の伸展運動が促され，麻痺肢の grip and release が助けられ，日常での使用頻度を増加させることが可能である．

治療期間は 3 週間で，1 日 8 時間，装具と随意運動介助型電気刺激装置を装着する．作業療法訓練（1 日 60～90 分）と併用し，訓練以外の時間の日常生活でも麻痺手の使用を促すため，機能障害の程度と患者のニーズを考慮して，日常生活での麻痺手の使用方法を十分指導する．重要なのは，補助的にでも麻痺手を積極的に使用することである．重度な片麻痺患者であっても，ペットボトルの蓋を開ける際にペットボトルを持たせる，歯磨き粉をつける時に麻痺手に歯ブラシを持たせる，タオルや洗濯物を両手を使ってたたむ，ボタンをかける時に麻痺手で服を押さえる，チャックの上げ下ろしの際に麻痺手で一方をつまんで押さえる，コップを両手で持つなどの日常生活での麻痺手の使用を十分指導する．機能障害のレベルにより，難易度に応じて，ドアを開ける，コップを麻痺手で持って飲む，書字，ページめくり，薬の袋開け，ボタンをはめる，蓋を回す，食事動作（お椀を持つ～箸の使用）など日常でのさまざまな場面での麻痺手の使用範囲を拡げていく．基本となるのはリーチング動作，grip and release, pinch and release である．

効果と機序

1. HANDS therapy の効果

　HANDS therapy に関しては，2009 年に Fujiwara ら[1]が慢性期片麻痺患者への効果を報告し，その長期的な効果も報告されている．この報告では慢性期の重度〜中等度片麻痺患者において，3 週間の HANDS therapy によって有意に手指運動機能の改善を認め，日常生活での上肢の実用性が向上した．また描円課題における筆圧など，巧緻性の客観的評価法においても改善を認めた．さらに 3 週間の治療後の長期的な効果の持続も follow up study にて確認されている．

　2011 年には，Shindo ら[7]がランダム化比較試験（RCT：Randomized Control Trial）を亜急性期の患者で行い，Fugl-Meyer assessment の上肢運動項目において装具のみを使用した対照群と比較し HANDS 使用群では有意な改善を認め，特に手指機能の改善が顕著であったと報告している[7]．

2. 神経生理学的機序

　神経生理学的機序に関しても，前述した Fujiwara ら[1]は HANDS therapy 前後における paired pulse Transcranial Magnetic Stimulation（TMS）による SICI（short intracortical inhibition）[8]ならびに橈側手根屈筋 H 波を用いた condition-test H reflex による脊髄相反性抑制（RI：Reciprocal Inhibition）[9]の評価を行っている．

　中枢性麻痺の回復に際して，その神経生理学的機序として重要なのは，皮質運動野の可塑的変化と脊髄レベルでの相反性抑制の改善があげられる．脳卒中後の片麻痺の回復の機序としては，GABA 作動性皮質内抑制系介在ニューロンの脱抑制による，いわゆる unmasking による mapping area の拡大による機能再構築が重要である[10〜12]．SICI はこの

GABA 作動性皮質内抑制系介在ニューロンの働きを評価している．

　HANDS therapy では臨床的な運動機能の改善に伴い，運動野における皮質内抑制系介在ニューロンの脱抑制が起こり，皮質運動野の興奮性の増大ならびにシナプスの可塑的変化が誘導されていることが示された．また，脊髄レベルにおいても，治療前にはうまく機能していなかった 2 シナプス性相反性抑制ならびにシナプス前相反性抑制が治療後に機能するようになり，これが痙縮の改善ならびに手指の伸展運動時の拮抗筋である手指屈筋群の過剰な筋活動の抑制に寄与しているものと考えられた．

　Schweighofer ら[13]は，EXCITE trial の結果から，いわゆる片麻痺上肢の機能回復における dose dependent recovery に関して，functional threshold の概念をシミュレーションにて検証している．functional threshold とは，麻痺手の訓練が終了した後にも使うようにするためには，その訓練回数が functional threshold を超えなくてはならないという基準である．functional threshold を超えれば，訓練終了後にも麻痺側上肢の使用が持続するが，超えない場合には，その効果は持続せず，患者は麻痺側を使用しなくなる．

　Schweighofer ら[13]は同論文にて，CI 療法（Constraint Induced Movement Therapy）とともに HANDS therapy において，治療が終わってからもその機能回復が維持され，麻痺側上肢の使用が維持または一部では増加する理由として，HANDS therapy 治療期間における麻痺肢の使用がいわゆる functional threshold を超えていることを推察している．

今後の展望

　前述したようにエビデンスレベルの高い報告がされており，『脳卒中ガイドライン

2015』[14]においても，中等度以上の片麻痺患者における上肢機能障害の改善へのHANDS therapyのevidenceが示されており，痙縮に対しても本文中の記述がなされている．現在，多数例における検討により，その麻痺レベル，発症後期間などの諸因子によるHANDS therapyの効果が検討されている．また，国内だけでなく海外でのワークショップも行われている．また，小児や外来患者でのHANDS therapyプログラムも作成されており，現在RCTが施行中である．

本治療は，あくまでも患者自身の筋活動をトリガーとしてそれを介助するため，手指伸筋群に活動を認めない患者では適応とならない．そこで，筋活動も認めないさらに重度な症例では，現在BMI（Brain Machine Interface）[15]により，手指運動イメージ時の損傷半球運動野近傍における事象関連脱同期を記録し，電動装具と電気刺激による手指伸展を行う治療を行っている．手指伸筋群の筋活動を筋電図上も認めないような非常に重度な麻痺例でも，BMIにより手指伸筋群の筋活動が出現し，HANDS therapyに移行できた例をすでに数多く経験している．図3にCI療法，反復経頭蓋磁気刺激法（rTMS：repetitive Transcranial Magnetic Stimulation）・経頭蓋直流刺激（tDCS：transcranial Direct Current Stimulation），HANDS therapy，BMIなどの適

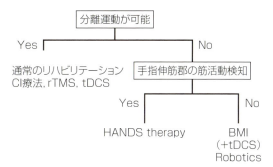

図3 脳卒中片麻痺患者の上肢機能障害に対する新しい治療戦略

CI療法：Constraint-Induced Movement Therapy，rTMS：repetitive Transcranial Magnetic Stimulatio，tDCS：Transcranial Direct Current Stimulation，HANDS therapy：Hybrid Assistive Neuromuscular Dynamic Stimulation Therapy，BMI：Brain Machine Interface

応をふまえた脳卒中片麻痺患者に対する新しい治療戦略の一例を示す．

ただし，治療にはおのずと限界があることには注意が必要である．重要なことは，麻痺が重度でも補助的に使えることは何かあり，リハビリテーションの訓練の時だけ動かすのではなくて，日常生活の中の動作で麻痺手を補助的にでも使用することが重要なことである．これなしには，新しい治療を行ってもその効果は乏しく，一時的なものとならざるを得ない．いわゆる臨床的な機能障害のスコアの改善のみを目指すのではなく，実際の生活の中での麻痺手の機能を改善させることを目指すべきである．

Conclusion

HANDS therapyは脳卒中片麻痺患者における上肢機能を改善させる目的に開発された新たな治療法である．随意運動介助型電気刺激装置と上肢装具を1日8時間装着し，3週間行う治療である．神経生理学的にも運動野や脊髄に可塑的変化を誘導することが可能であり，中等度～重度麻痺患者における上肢機能の改善が期待できる．

文　献

1) Fujiwara T, et al：Motor improvement and corticospinal modulation induced by hybrid assistive neuromuscular dynamic stimulation（HANDS）therapy in patients with chronic stroke. *Neurorehabilitation Neural Repair* **23**：125-132, 2009

2) 笠島悠子, 他：慢性期片麻痺患者の上肢機能障害に対する随意運動介助型電気刺激と手関節固定装具併用療法の試み. リハ医学　**43**：353-357, 2006

3) 村岡慶裕, 他：運動介助型電気刺激装置の開発と脳卒中片麻痺患者への使用経験. 理学療法学　**31**：29-35, 2004

4) Fujiwara T, et al：Electrophysiological and clinical assessment of a simple wrist-hand splint for patients with chronic spastic hemiparesis secondary to stroke. Electromyogr. *Clin Neurophysiol* **44**：423-429, 2004

5) Ushiba J, et al：Changes of reflex size in upper limbs using wrist splint in hemiplegic patients. *Electromyogr Clin Neurophysiol* **44**：175-182, 2004

6) Chino N, et al：Stroke Impairment Assessment Set（SIAS）-a new evaluation instrument for stroke patients. リハ医学　**31**：119-125, 1994

7) Shindo K, et al：Effectiveness of Hybrid Assistive Neuromuscular Dynamic Stimulation Therapy in patients with subacute stroke：A randomized controlled pilot trial. *Neurorehabil Neural Repair* **25**：830-837, 2011

8) Kujirai T, et al：Cortico-cortical inhibition in human motor cortex. *J Physiol* **471**：501-519, 1993

9) Day BL, et al：Reciprocal inhibition between the muscles of the human forearm. *J Physiol* **349**：519-534, 1984

10) Jacobs KM, et al：Reshaping the cortical motor map by unmasking latent intracortical connections. *Science* **251**：944-947, 1991

11) Butefisch CM, et al：Mechanism of use-dependent plasticity in the human motor cortex. *Proc Natl Acad Sci USA* **97**：3661-3665, 2000

12) Honaga K, et al：State of intracortical inhibitory interneuron activity in patients with chronic stroke. *Clin Neurophysiol* **124**：364-370, 2013

13) Schweighofer N, et al：A functional threshold for long-term use of hand and arm function can be determined：predictions from a computational model and supporting data from the extremity constraint induced therapy evaluation. *Phys Ther* **89**：1327-1336, 2009

14) 日本脳卒中学会脳卒中ガイドライン委員会（編）：脳卒中ガイドライン 2015. 協和企画, 2015

15) Shindo K, et al：Effects of nuerofeedback training with an electroencephalogram-based brain-computer interface for hand paralysis in patients with chronic stroke：a preliminarycase series study. *J Rehabil Med* **43**：951-957, 2011

7 リハビリテーション・ロボティクス

平野　哲[*1]　才藤栄一[*1]　田辺茂雄[*2]

🔒 Key Questions

1. リハビリテーション・ロボティクスの理論的背景
2. リハビリテーション・ロボティクスの現状
3. リハビリテーション・ロボティクスの効果

はじめに

リハビリテーション（以下，リハビリ）ロボットは，サービスロボットの一分野で，活動障害（activity disorder）を有する人々に対応する活動支援ロボットである．**表1**のように，自立支援，練習支援，介護支援，認知・情緒支援の4種類に分類すると理解しやすい．

いずれもリハビリ医療において重要な分野であるが，本稿では，自立支援と練習支援に絞って解説する．

リハビリテーション・ロボティクスの理論的背景

練習支援ロボットは，目的とする動作能力を向上させるための練習に使用する．通常の場合，最終的な目的動作時にはロボットを使用しない．効率のよい運動学習を可能とする

環境を提供するロボットが，優れた練習支援ロボットである．

運動学習の主たる変数は転移性，動機づけ，行動変化，保持・応用であり，行動変化に影響を与える因子として，フィードバック，量（頻度），難易度が存在する[1]．したがって，練習支援ロボットは，これらの変数に配慮して開発されるべきだろう．このような考え方に従って開発されたロボットは，従来の練習よりも運動学習に有利な環境を提供できるだろう．以下に，それぞれの変数について，リハビリロボットがもつ優位点を説明する．

■ 1. 転移性

練習Aが課題Bを上手にする時，AはBに転移するという．目標とする課題を上達させたいと思う場合，これに似た練習課題を用意することにより，効率よい運動学習が得られる．例えば，脳卒中片麻痺患者が最終的に2動作前型歩行を目指しているのであれば，初期からこれに近い歩容で歩行練習を行うことができると転移性が高いと考えられる．しかし実際には，重度麻痺患者では，初期から2動作前型歩行を練習させるのは難しいこと

[*1] Satoshi Hirano, Eiichi Saitoh／藤田保健衛生大学医学部リハビリテーション医学I講座
[*2] Sigeo Tanabe／藤田保健衛生大学医療科学部リハビリテーション学科

表1　リハビリテーションロボット（活動支援ロボット）の分類

分　類	目　的
自立支援	本人がある活動をする際に，その活動に必要な動作を支援することを目的とする．ロボットを使用して特定の動作を可能とする
練習支援	本人が目的動作習得に取り組む際に，効果の高い練習を提供することによって，機能障害・能力低下を軽減することを目的とする．ロボットは練習の間にのみ使用する
介護支援	介護者の運動を支援することにより，介護者の身体的負担を軽減しながら患者にとっても安全で快適な動作を可能にすることを目的とする．ロボットの操作者は介護者であり，ロボットの行う動作の対象が患者となる
認知・情緒支援	ロボットの動作や，ロボットとのコミュニケーションにより，本人の情緒を安定させたり，本人の判断を支援することを目的とする

が多い．ロボットが適切な補助を行うことにより，後述する難易度と転移性の問題を同時に解決し，初期から最終課題に類似した練習を実施できる可能性がある．

2．動機づけ

ロボットはコンピュータとの融合が容易であるため，ゲーム性（体験性）の高い練習を設計するなどして，動機づけを行うことが可能である．例えば，筆者らが開発したバランス練習アシストでは，ゲーム形式の練習を行うことにより，従来のバランス練習よりも「楽しい」「またやりたい」というアンケート結果を得ている．

練習結果をフィードバックし，練習効果について理解してもらうことも動機づけに有用となる．

3．行動変化

1）フィードバック

ロボットは運動の補助を行いながら，運動に関するさまざまな項目を定量評価することができるため，フィードバックの道具として有用である．例えば，筆者らが開発した歩行練習アシストでは，歩行中の麻痺側膝関節角度をリアルタイムで計測し，一定の角度を超えた場合には，膝折れが起きたと判断して警告音を発することができる．患者は膝関節伸展が不十分であったことを即座に知ることが

できるため，行動変化につながる．

2）量（頻度）

運動の反復により協調性を改善することは練習において非常に重要であるが，重度障害患者においては，運動の繰り返しが困難であり，練習量が絶対的に不足する．例えば，長下肢装具でなんとか歩行練習が可能な片麻痺患者では，麻痺側下肢の振り出し，麻痺側への体重移動いずれにも時間を有し，非常に少ない歩数しか練習できないことが多い．歩行練習アシストでは，タイミングよく膝関節を屈曲することにより，初期から連続的な歩行を可能とし，同じ時間であれば多くの歩数の練習が可能となる．ロボットは正確で定常的な運動を疲労することなく多数回実施することができるため，練習の補助として最適な道具である．

3）難易度

一般に学習過程はシグモイド・カーブで表現される（**図1**）[2]．学習初期の「なかなかうまくならない」時期の後，練習に伴って急峻に達成率が上昇する段階を経て，頭打ちの時期に至る．患者にとって難易度が高すぎる課題（困難課題）を与えると，患者はシグモイド・カーブの左下の部分を長い期間体験することとなり，どうもがいても課題を達成できず，最後にはやる気を失う（学習性無気力）．患者が新しい課題を達成するには練習が必要だが，もしその課題が困難課題であると，い

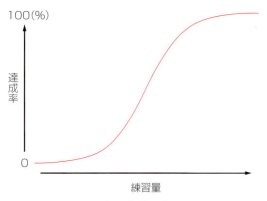

図1 学習曲線と難易度

つまで経っても課題を達成できないことになり，これを「難易度パラドクス」という．このパラドクスを解決するための方法としては，刺激法，薬物などによる促通法を用いて患者の能力を一時的に向上させる方法と，難易度の低い類似課題を提供して練習を行う課題調整法がある．難易度調整の方法の一つとして，装具による自由度制約や補助があり，歩行練習では特に有効である．

具体的にいうと，短下肢装具で膝折れのリスクが高い患者では，長下肢装具を用いて膝関節の自由度を制約することにより，立脚に関して容易な課題を提供できる．また，T字杖で歩行が不安定な患者であれば，4点杖やサイドケインを用いて支持基底面を広げることにより，難易度を下げることができる．しかし，歩行補助具や装具による難易度調整には限界がある．例えば，膝関節を固定する長下肢装具と膝関節の自由度を解放する短下肢装具では，難易度に大きな隔たりがあり，この間を柔軟に調整することができない．ロボットを用いることにより，一定の方向だけに一定の力を加えるなど，部分的に自由度を制約することが可能となる．補助に関しても，複数の手段を柔軟に組み合わせることが可能であり，システム全体で柔軟に難易度を調整できる．

4．保持・応用

行動変化が比較的長期間保持されてはじめて学習と呼ばれ，学習されたスキルは応用可能でなければならない．練習法の違いやフィードバックが影響を与える．

1）練習法の違い

一般にブロック練習や一定練習では行動変化が急速に現れやすい一方，保持しにくい．逆にランダム練習や多様練習では行動変化はゆっくりだが，保持されやすく，応用課題への汎化が生じやすい[2]．したがって，練習初期にはブロック練習や一定練習を多く取り入れ，スキルの応用を図る局面においてはランダム練習や多様練習を多く取り入れるのがよい．ロボットでは，運動軌道の異なる複数の課題を準備して，それぞれが提示される確率を変更したり，課題の複雑さをコントロールしたりすることができるため，練習法を柔軟に調整可能である．

2）フィードバック

フィードバックは行動変化に有効であるが，与えすぎると保持を阻害する．これは，外在性フィードバックが内因性フィードバックを抑制するためだと考えられている[3]．前述したように，ロボットは外在性フィードバックの提供に優れているが，過剰にならないように注意して用いる必要がある．フィードバックの出現頻度をあらかじめ設定しておくことは可能である．

治療者がロボットを使用する場合，運動学習の要点を理解しておくことが必要である．例えば，ロボットは数多くのパラメータを調整することにより，細かく難易度を変更することができる．しかし，練習課題の難易度を理解せずにパラメータを変更すれば，パラメータ変更が運動学習を阻害することもありうる．ロボット活用にあたっては，練習全体を見通して練習を設計する意識が大切となる．

リハビリテーション・ロボティクスの現状

ロボティクスへの期待は大きく，次々と新しいリハビリロボットの開発が進み，臨床への応用も日々拡大している．海外では，リハビリロボットの開発・販売を行う企業が増加し，欧米諸国のみならず，アジアや南米にまでロボット導入が進んでいる．日本においても盛んに研究・開発が行われており，臨床応用も進み出したが，実用化という点では海外に遅れをとっており，今後の飛躍が期待される．

以下に，日本・海外で使用されている代表的な練習支援ロボットを，上肢練習支援，歩行練習支援，バランス練習支援に分けて解説する．

1．上肢練習支援ロボット

1）MIT-Manus

MIT-MANUS[4~6]は，米国のマサチューセッツ工科大学で研究開発が進められてきたエンドエフェクタ型のロボットであり，上肢機能練習用ロボットとしては最も多くのエビデンスを有する．ロボットアームの先端を麻痺側の手で把持し，ディスプレイの表示に合わせて上肢運動を行う．Shoulder-elbow（肩-肘），antigravity（抗重力），wrist（手関節），grasp-hand（把握-手）の4つのモジュールから構成され，それぞれに個別の装置と訓練プログラムがある．インピーダンス制御を用いて，運動軌道と患者が発揮した力に応じてロボットがアシストと抵抗とを加えることにより，能動的な運動軌道追従を支援する．現在はMIT-MANUS をベースとして，Interactive Motion Technologies 社（米国）から InMotion ARM，InMotion WRIST，InMotion HAND が販売されている．

2）Armeo Power

Armeo Power はチューリッヒ工科大学（スイス）で開発されてきた ARMin[7]を基礎として，Hocoma 社（スイス）が開発したロボットである．外骨格型の構造で，肩・肘・手関節合計6自由度の制御を行う．仮想肩関節が生理的肩関節に一致するよう設計されており，上肢の重さはロボットによってキャンセルされる．患者は麻痺側前腕をロボットアームに固定し，手でグリップを握って，ロボットアームを3次元空間内で操作する．コンピュータにより難易度やフィードバック量の調整が可能である．

3）ReoGo

ReoGo[8]はイスラエルの Motorika Medical 社が開発したエンドエフェクタ型ロボットであり，肩関節と肘関節の運動を対象としている．棒状のアームの先端を麻痺側の手で握り，視覚的および聴覚的フィードバックを利用しながら，ディスプレイ上の対象にリーチ動作を行う．アームの長さが一定の時には球面上の2次元の運動を行うが，アームが伸長することにより3次元空間内での練習も可能である．軌道の異なる課題が17種類用意されており，それぞれにおいて全介助，自動介助（初動時負荷・段階的・軌道アシスト），自動運動から訓練モードを選択可能である．

このほかに，Tyromotion 社（オーストリア）の AMADEO やイタリア Gloreha 社の Gloreha Professional など，手指を個別に運動させるロボットも開発されている．

2．歩行練習支援ロボット

1）LOKOMAT

LOKOMAT[9]は Hocoma 社（スイス）が開発した外骨格型のロボットで，2012年時点で全世界に400台以上の導入実績がある[10]．両側股関節・膝関節のモータが関節運動をコントロールすることにより，トレッドミル上での

受動的な歩行動作を実現する．足関節底屈は
ばねにより制動され，患者の体重はハーネス
により免荷する．最近のモデルは骨盤の運動
もコントロールしている．関節運動のアシス
ト量は片側ごとに，0％（ロボットのアシスト
はなく，患者が随意的に関節運動を行う必要
がある）から100％（ロボットが完全に運動
を制御し，患者にとっては受動運動となる）
の間で調整可能である．体重免荷量，歩行速
度，股関節・膝関節可動域も患者ごとに設定
を行う．LOKOMATは脊髄損傷者に対する体
重免荷式トレッドミル歩行練習の省力化を
狙って開発されてきたが，現在のモデルは片
脚ずつ設定が調整できるため，脳卒中や脳性
麻痺の患者の歩行練習にも用いられている．
LOKOMATと同様にトレッドミル上で歩行
練習を行うロボットは数多く開発されてお
り，外骨格型のものとして歩行支援ロボッ
ト[11]，ReoAmbulator，LOPES Exoskeleton
Robot[12]，エンドエフェクタ型のものとして
Gait Trainer GT I[13]，Haptic Walker，G-EO
System[14]，LokoHelp[15]などがあげられる．

2）Ekso

Ekso Bionics社（米国）が販売している
Eksoは両脚に装着する外骨格型のロボット
だが，トレッドミル上ではなく，歩行器やロ
フストランド杖を用いて平地歩行の練習を行
う．両側の股関節・膝関節はモータによって
制御され，足関節は固定と制動が選択できる．
両側の脚部を連結するロボット体幹部は，制
御用コンピュータやバッテリを内蔵してお
り，腰背部の大部分を覆う．患者の胸部は
リュックサックのような肩ベルトでロボット
体幹部に固定され，腹部もベルトを用いてロ
ボット体幹部に固定される．このため，ロボッ
トによって体幹の角度も制御されることにな
る．段階的に歩行練習を進めるため，4段階
の歩行モードが存在する．

①FirstStep：理学療法士がボタンを押して，

患者の一歩を踏み出させる．

②ActiveStep：患者自身が歩行器または杖
のボタンを押して，一歩を踏み出す．

③ProStep：患者が骨盤を前方外側に移動さ
せると，ロボットが患者の姿勢を検知し，次
の一歩を踏み出させる．

④New ProStep Plus：患者の重心移動と下肢
の振り出し動作が，次の一歩のトリガーとな
る．

遊脚時の膝関節屈曲・伸展のアシスト量は，
片側ごとに0～100％の間で調整可能である．

3）HAL

HAL（Hybrid Assistive Limb）は筑波大学で
開発され，CYBERDYNE社から販売されて
いる．四肢に装着可能だが，現在は片脚型，
両脚型のみがロボットスーツHAL福祉用と
して販売されており，全国170以上の施設に
導入されている．全身型，単関節型，上半身
用のものは研究開発中である．HAL福祉用
は自立支援型，練習支援型ロボットとして分
類されるが，全身型は介護支援型ロボットと
しても位置づけられる．HALと併せて用い
る免荷機能付き歩行器オール・イン・ワンも
発売されている．HAL福祉用は腰部モジュー
ルと脚部モジュールから構成される．腰部モ
ジュールには解析・制御用コンピュータや
バッテリが配置されている．脚部モジュール
の股関節と膝関節にモータが配置され，これ
らの関節の矢状面の運動を制御できる．足関
節にはモータは配置されていない．股関節・
膝関節の運動は随意制御と自律制御の組み合
わせにより行われる[16]．随意制御では，使用
者の筋電図を検出して，これをもとにモータ
の制御を行う．一方，自律制御では，重心移
動などの情報から使用者の動作を予測し，あ
らかじめパターン化しておいた基本動作を再
現する．

4）Honda歩行アシスト

本田技研工業株式会社が開発したHonda

歩行アシスト[17]は，腰フレーム，両側股関節制御用モータ，大腿フレームから構成される．股関節の動きをアシストし，歩行の左右対称性向上と歩幅の拡大を目的としている．膝・足関節の動きには関与しない．股関節をアシストする力は軽微であり，立脚の安定には寄与しない．他の両脚移動型ロボットとは異なり，障害が軽微な患者が対象と考えられる．

5）GEAR

筆者らはトヨタ自動車株式会社と共同で，脳卒中片麻痺患者の歩行練習支援ロボット，歩行練習アシスト（GEAR：Gait Exercise Assist Robot）[18〜21]を開発している．GEARは長下肢ロボット，低床型トレッドミル，安全懸架装置（体重免荷装置としても使用可能），ロボット免荷装置，患者用モニタ，操作パネルから構成される（**図2**）．従来，片麻痺患者の歩行練習には下肢装具を用いることが多かったが，長下肢装具には麻痺側下肢の振り出し困難，短下肢装具には膝折れの危険，とそれぞれ問題があった．歩行練習アシストでは，長下肢ロボットの膝関節にモータを配置することによって，この問題の解決を図っている．足底部の荷重センサと膝関節角度センサによって，遊脚期にはタイミングよく膝関節を屈曲させて下肢の振り出しを支援し，立脚期にはモータの力によって膝関節の伸展保持を支援する．ロボットの操作はすべて操作パネルで行い，多くの片麻痺患者の歩行練習においては，療法士1人で対応可能である．熟練した療法士であれば，装着は5〜6分，取り外しは1〜2分で実施可能である．長下肢ロボットは患者の脚長や膝関節の内外反角度に応じて調整が可能であり，1台のロボットで複数の患者に適合できる．GEARの特徴の一つが精緻な調整性である．調整可能な項目として，膝関節伸展アシスト量，振り出しアシスト量，膝関節屈曲開始タイミング，膝関節屈曲・伸展時間，体重免荷量などがある．これにより，

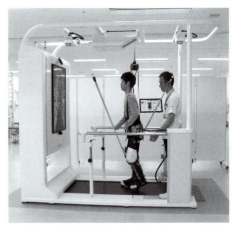

図2　歩行練習アシスト（GEAR）

常に最適な難易度の練習を提供できる．GEARのもう一つの特徴が高フィードバック性である．患者向けのフィードバック項目としては，前面モニタに全身像（鏡像），足元像を表示可能であるほか，音声フィードバックとして，膝折れ，荷重成功などが提示可能である．患者によっては，複数の情報をまとめて理解するのは困難なことがあり，その場合は，優先度の高い情報に絞ってフィードバックとして用いる．治療者には専用のパネルがあり，パラメータの調整を行うだけでなく，リアルタイムで膝関節角度や麻痺側荷重量が示されるため，歩容が適切かどうかの判断に有用である．

3．バランス練習支援ロボット

在宅高齢者における転倒の年間発生率は約10〜20%とされており，転倒の5〜10%に骨折が発生するといわれている[22]．要介護状態の原因として「骨折・転倒」は全体の9.3%を占める（2007年度国民生活基礎調査）．バランス練習用のロボットはまだ少ないが，バランス能力改善による転倒予防の意義は大きく，これから開発が進むものと考えられる．

これまではバランス練習として立位保持，片脚立位，継ぎ足歩行，バランスボードなど

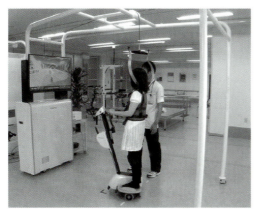

図3　バランス練習アシスト（BEAR）

が行われてきたが，バランス障害を有する者にとっては，簡単すぎるか，難しすぎるかの両極端に位置し，適切な難易度の練習が存在しなかった，動きが少ないためフィードバックが得にくい，動きが少ないため退屈でつまらないという問題もあった．下肢の筋力増強練習がバランス練習として行われることも多かったが，バランス課題そのものでなく，転移性に疑問があった．

　これらの問題を解決し，運動学習の観点から有用なバランス練習を生み出すために，筆者らはトヨタ自動車株式会社と共同で，バランス練習アシスト（BEAR：Balance Exercise Assist Robot）[18~21]（**図3**）の研究開発を行ってきた．このロボットは体重をかけた方向に移動する制御方式（倒立振子制御）を採用しているため，ロボットの動きを通じて重心位置がフィードバックされ，学習効果が高い．コンピュータゲームと連動したバランス練習を設計したため，練習意欲を促進する効果もある．ゲームやロボットのパラメータを調整することにより，常に最適な難易度の練習を提供できる．また，ロボットを上手に操作するためには，股関節・足関節を用いたバランス制御が必要になるが，これは人間の主要なバランス戦略である足関節/股関節戦略（ankle/hip strategy）に類似しているため，転倒予防に対する転移性が高いと考えられた．

1）HUBER360

　LPG社（フランス）のHUBER 360は，前後左右に傾くプレート上に乗ってバランス練習を行うロボットである．プレートには4個の力センサが内蔵されており，重心中心がリアルタイムで計測される．正面のモニタには，重心中心の現在値と目標範囲が示され，これをみながら練習を行う．

2）KineAssist

　Kinea Design社（米国）のKineAssistは，トレッドミルと組み合わせたバランス練習支援ロボットである．患者はベルトを用いて骨盤と体幹上部をロボットアームに固定する．通常の歩行時は，患者の運動を阻害しないようにロボットアームは運動しているが，患者が転倒しそうになると，ロボットアームが停止し，転倒を防ぐ．

リハビリテーション・ロボティクスの効果

　上肢練習支援ロボットの効果については，Mehrholzら[23]がまとめた19治験，666人のメタ・アナリシスがあり，通常の作業療法にロボットを用いた練習を加えることにより，ADLと上肢運動機能が有意に改善したと報告されている．上肢近位部についてはガイドライン[24~25]においても使用が推奨されている．一方，遠位部の運動機能回復やADLの改善においては効果を示すに至っていない．

　歩行練習支援ロボットの効果についても，Mehrholzら[26]がまとめた23治験，999人のメタ・アナリシスがあり，通常の理学療法にロボットを用いた練習を加えると，歩行速度や6分間歩行距離については有意な改善を認めなかったが，有意に歩行自立が増えたと報告されている．

　バランス練習は，ロボット使用の有無によ

60　第1章　ニューロリハビリテーションの原理と実際

らず，リハビリの効果が十分に示されていない領域であるが，筆者らが開発中のバランス練習アシストでは効果を示すデータが得られている．Ozaki ら[27]は補装具なしで屋外歩行可能であるがバランス能力低下を認める慢性期中枢神経障害患者9名を対象に，バランス練習アシストを用いて週2回，4週間のバランス練習を行ったところ，練習前に比してバランス能力の改善を認めたと報告した．新技術が練習法を変える例として期待される．

上肢練習支援，歩行練習支援ロボットに関するメタ・アナリシスにおいては，通常の練習にロボットを加えることの効果は示されているが，通常練習に対するロボットの優位性は示されていない．一方，個々のロボットにおいては，ロボットが優位であるとする報告も増加してきている．それぞれのロボットには，本来，最も得意とする対象があると思われる．例えば，高橋ら[28]は発症後4〜8週，上肢 Brunnstrom stage Ⅲ〜Ⅳの初発脳卒中患者を対象として，ロボット群（通常上肢機能練習2単位＋ReoGo練習2単位）と対照群（通常上肢機能練習2単位＋自主練習2単位）に振り分けた多施設ランダム化比較試験を実施

し，初期 FMA（Fugl-Meyer Assessment）＜30では上肢 FMA がロボット群で有意に改善したが，初期 FMA≧30 では有意差を認めなかったと報告している．歩行練習アシストは長下肢装具を必要とする比較的練習初期の片麻痺患者がよい適応であり，すでに短下肢装具での歩行が自立している患者の歩容改善に役立つかどうかは不明である．一方，Honda歩行アシストは立脚の安定性改善には寄与しないため，比較的軽微な歩行障害患者に有効と考えられる．現在のリハビリロボットは，あらゆる障害，あらゆる重症度に著効するとはいえないが，適応を絞れば，その効果はより高いものとして報告されると思われる．今後は，それぞれのロボットの適応を明確にするとともに，ロボットを有効に活用する練習プログラムを開発することが必要になるだろう．また，すでにいくつかのロボットには組み込まれているが，機能的電気刺激（FES：Functional Electrical Stimulation）や促通などの技術をリハビリロボットに組み込むことも，ロボットの効果を高めるうえで有効な手段と思われる．

🔓 Conclusion

運動学習は練習の中核である．運動学習の主たる変数は転移性，動機付け，行動変化，保持/応用であり，行動変化に影響を与える因子として，フィードバック，量（頻度），難易度が存在する．よく設計された練習支援ロボットは，これらの変数を柔軟にコントロールし，運動学習に有利な環境を提供することが可能である．

通常の練習にロボットを加えることの効果は示されているが，通常練習に対するロボットの優位性はまだ十分に示されていない．今後，リハビリテーション・ロボティクスの効果を高めるためには，それぞれのロボットの適応を吟味し，適切な練習プログラムを開発する必要がある．

文　献

1) 才藤栄一，他：運動学習からみた装具—麻痺疾患の歩行練習において．総合リハ　**38**：545-550，2010
2) 才藤栄一：運動学習エッセンス．才藤栄一，他（編）：FIT プログラム—統合的高密度リハビリ病棟の実現に

向けて. 医学書院, 2003, pp89-100

3) Schmidt RA, et al：Motor learning and Performance 5th ed. Human Kinetics, champaign, 2013, pp256-284

4) Volpe BT, et al：A novel approach to stroke rehabilitation：robot-aided sensorimotor stimulation. *Neurology* **54**：1938-1944, 2000

5) Krebs HI, et al：Overview of clinical trials with MIT-MANUS：a robot-aided neuro-rehabilitation facility. *Technol Health Care* **7**：419-423, 1999

6) Krebs HI, et al：Robot-aided neurorehabilitation：a robot for wrist rehabilitation. *IEEE Trans Neural Syst Rehabil Eng* **15**：327-335, 2007

7) Nef T, et al：ARMin：a robot for patient-cooperative arm therapy. *Med Biol Eng Comput* **45**：887-900, 2007

8) Bovolenta F, et al：Robot therapy for functional recovery of the upper limbs：a pilot study on patients after stroke. *J Rehabil Med* **41**：971-975, 2009

9) Colombo G, et al：Driven gait orthosis for improvement of locomotor training in paraplegic patients. *Spinal Cord* **39**：252-255, 2001

10) 河島則天, 他：動力歩行装置 Lokomat を用いた歩行リハビリテーション. *Jpn J Rehabil Med* **50**：495-499, 2013

11) 賀好宏明, 他：歩行支援ロボットとその臨床効果. 産業医科大学雑誌 **31**：207-218, 2009

12) Veneman JF, et al：Design and evaluation of the LOPES exoskeleton robot for interactive gait rehabilitation. *IEEE Trans Neural Syst Rehabil Eng* **15**：379-386, 2007

13) Hesse S, et al：A mechanized gait trainer for restoring gait in nonambulatory subjects. *Arch Phys Med Rehabil* **81**：1158-1161, 2000

14) Tomelleri C, et al：Adaptive locomotor training on an end-effector gait robot：evaluation of the ground reaction forces in different training conditions. IEEE Int Conf Rehabil Robot **2011**：5975492, 2011

15) Freivogel S, et al：Gait training with the newly developed 'LokoHelp'-system is feasible for non-ambulatory patients after stroke, spinal cord and brain injury. A feasibility study. *Brain Inj* **22**：625-632, 2008

16) 中島　孝：神経・筋難病患者が装着するロボットスーツ HAL の医学応用に向けた進捗, 期待される臨床効果. 保健医療科学 **60**：130-137, 2011

17) 元田英一：リハビリテーション技術 歩行アシストロボット. 臨床リハ **18**：1123-1126, 2009

18) 平野　哲, 他：リハビリテーションロボット. 現代医学 **60**：449-454, 2012

19) 平野　哲, 他：活動機能回復装置. 井上剛伸 (編著)：ヒトの運動機能と移動のための次世代技術開発—使用者に寄り添う支援機器の普及に向けて. エヌ・ティー・エス, 2014, pp269-280

20) 平野　哲, 他：脳卒中のロボティクスリハビリテーション①. 脳と循環 **19**：37-42, 2014

21) 平野　哲, 他：ロボットを用いたリハビリテーション. 日本臨床増刊号 再診臨床脳卒中学 上：682-685, 2014

22) 猪飼哲夫：高齢者・片麻痺患者の転倒とバランス機能. リハ医学 **43**：523-530, 2006

23) Mehrholz J, et al：Electromechanical and robot-assisted arm training for improving generic activities of daily living, arm function, and arm muscle strength after stroke. *Cochrane Database Syst Rev* CD006876. pub3, 2012

24) Management of Stroke Rehabilitation Working Group：VA/DOD Clinical practice guideline for the management of stroke rehabilitation. *J rehabil Res Dev* **47**：1-43, 2010

25) Miller EL, et al：Comprehensive overview of nursing and interdisciplinary rehabilitation care of the stroke patient：a scientific statement from the American Heart Association. *Stroke* **41**：2402-2448, 2010

26) Mehrholz J, et al：Electromechanical-assisted training for walking after stroke. *Cochrane Database Syst Rev* CD006185. pub3, 2013

27) Ozaki K, et al：Preliminary trial of postural strategy training using a personal transport assistance robot for patients with central nervous system disorder. *Arch Phys Med Rehabil* **94**：59-66, 2013

28) 高橋香代子, 他：上肢ロボット ReoGo (レオゴー)：治療機器としての可能性と運用方法について. バイオメカニズム学会誌 **37**：87-92, 2013

第 2 章

ニューロリハビリテーションにおける理学療法の役割

　　ニューロリハビリテーションにおけるさまざまな考え方は，単に新しい方法論であるだけではない．それぞれの方法論には，背景となる神経生理学，運動科学などの確固とした基盤が存在する．本章では，近年，明らかになってきた脳機能や運動学習，痙性麻痺やさまざまなトレーニング手法について，その生理学的背景も踏まえて理解し，より効果的な活用を模索するための糧となることを期待して論述されている．その背景は，単に特殊な方法による効果というだけではなく，日常的に漫然と行われるトレーニングを改め，より効果的なトレーニングを模索する意義を教えてくれるのではないだろうか．

1 半球間抑制の概念を考慮した理学療法

阿部浩明[*1]

Key Questions

1. 片麻痺者における麻痺側，非麻痺側への介入戦略とは
2. 片麻痺側への介入に求められる戦略について
3. 非麻痺側への介入に求められる戦略について

はじめに

左右の半球はそれを結ぶ脳梁という構造物によってつながり，互いに抑制し合う関係にある（図1）．脳卒中によって片側の半球が損傷してしまった場合には，損傷半球が非損傷半球に対して十分な抑制をかけることができず，逆に非損傷半球は損傷半球からの抑制を受けず過剰に活動する傾向が生じ，損傷半球へかけていた抑制をさらに強くかけてしまうといった「半球間抑制[1]の不均衡」が生じることが知られている（図2）．このような非損傷半球から損傷半球への過剰な抑制が，さまざまな障害の回復を妨げることが知られている．望ましくない半球間抑制の不均衡を改善する手段として，反復性経頭蓋磁気刺激（rTMS：repetitive Transcranial Magnetic Stimulation）や経頭蓋直流電機刺激 tDCS（transcranial Direct Current Stimulation）などの非侵襲的脳刺激の有効性が注目されている．これらの非侵襲的脳刺激によって活動が低下した損傷半球を賦活したり，活動が過剰となって

[*1]Hiroaki Abe/広南病院リハビリテーション科

いる非損傷半球の活動を抑制する刺激を与えた際に回復が促進される[2〜4]．しかし，多くの一般的な理学療法の臨床のフィールドではrTMS や tDCS などが充実しているわけではない．本稿では非侵襲的脳刺激装置を有さない施設で，半球間抑制を考慮し，どのような対応ができるのか，特に歩行トレーニングに焦点を当て筆者の所属する施設の設備でも可能な介入方法について提案させていただきたい．なお，当院は急性期脳卒中専門病院であるため，この時期の対応の実際に限って言及する．

半球間抑制と使用頻度との関係

片側の半球が活動すると対側の半球の活動が抑制される現象である半球間抑制は，古く1962年より報告されている．近年，生きたラットを対象とした研究でその詳細なメカニズムが調査された[1]．ラットの足に刺激をした際，刺激をした足と反対側の大脳の感覚領域が活動する．その活動が起こると，活動が起こった半球の反対側である刺激した足側の半球に脳梁を介して情報が伝わり，その結果，

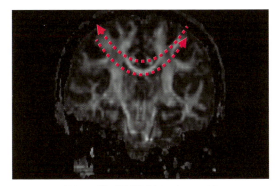

図1　半球間抑制のイメージ

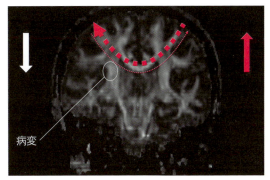

図2　損傷によって半球間抑制の不均衡が生じたイメージ

抑制性の神経伝達物質であるγ-アミノ酪酸（GABA：γ-Aminobutyric Acid）が放出され，神経活動が抑制されるという仕組みである．

脳卒中によって片側半球が損傷し，その損傷が皮質脊髄路の損傷を伴った場合には損傷半球と反対側の上下肢に運動麻痺が生じる[5]．運動麻痺が生じた場合，麻痺肢の使用頻度には自ずと差が生じ左右不均等な使用頻度となるが，そのような使用頻度の減少は脳にどのような影響を与えるのであろうか．健常人を対象として片側上肢の使用抑制と反対側の上肢の積極的使用によって生じる半球間抑制の不均衡について研究した報告[6]がある．

まず対象者がなんら制限のない状況下で生活している際の上肢の活動量を加速度計で求め，TMSと筋電図を用いて左右半球の興奮性，半球間抑制の程度を調査した．その後に右手の動きを制限する介入実験が行われた．この研究の対象者は右手を朝の8時から夕方6時までソフトバンデージで固定され動かせない状態にされた．左手に関しては固定しないが，その活動量に差を設け2つのグループに分類した．一つ目のグループは左手をまったくの自由にしている群（G1）である．そしてもう一つのグループは，できるだけ左手を使わないように指示した群（G2）である．両群の非拘束側となる左上肢の使用頻度を加速度計にて調査した．G1の左上肢の活動量は，研究を始める前の状態と比べ，右手を固定している研究期間中に有意に増大していたことが確認された．一方，G2では研究を始める前の状態と右手を固定している期間中の使用頻度に有意差は生じていなかった．TMSによる評価では10時間の固定をした結果，拘束側である右上肢の対側にあたる左半球の興奮性が低下した．さらに，左半球から右半球への半球間抑制が減少していた．右上肢を拘束したうえで，左上肢を自由に使用できたG1では右半球の一次運動野の興奮性は増加し，右半球から左半球への半球間抑制も増大していた（図3）．脳損傷のない健常人において，10時間に及ぶ拘束によってこのような差異が生じたという事実は，数カ月にわたる入院期間中のリハビリテーションにおいても，その影響を十分に考慮して対応する必要があることを想定せざるをえない結果である．

片側半球の脳損傷により対側上下肢に麻痺が生じた場合，必然的に麻痺側の上下肢の使用頻度は減少する．それゆえ，探索的に体性感覚情報を取得する機会にも左右差が生じ，自ずと半球間の活動にも不均衡が生じる．つまり，損傷半球は常に非損傷半球からの抑制を過剰に受けている状態が構築されるのであろう．GABAによる抑制作用の持続時間は短時間であるが，頻回に左右非対称的な刺激を

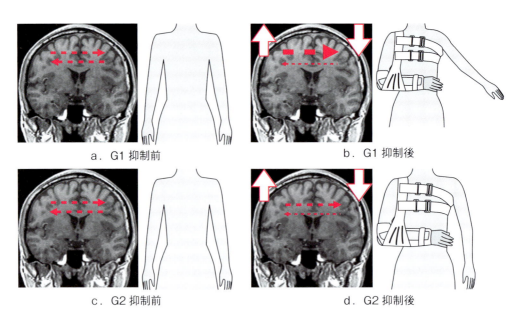

図3 右上肢の抑制と左上肢の使用によって生じる一次運動野興奮性と半球間抑制の変化（文献6）より改変引用）

受け続ける状態では，損傷半球は常に過剰な抑制を受けてしまうと予想される．このような非損傷半球の過剰使用を避ける理学療法プログラムが提案されることが望ましいものと思われる．

半球間抑制を考慮した介入の概念

前述したように麻痺側上下肢の使用頻度が極端に制限されるような状態は好ましくないことではあるが，そもそも麻痺した上下肢を日常生活で多用することは容易なことではない．そのため，非麻痺側上下肢を積極的に使用する状態が脳卒中後の片麻痺例では頻回に起こっているはずである．そのような状態では非損傷半球から損傷半球の過剰な抑制が生じ，損傷半球の活動はますます抑制されることになるであろう．

このような非対称性を改善させる方法としてWardら[4]は，①非麻痺手の体性感覚入力を減少させること〔CI（Constraied-Induced）療法などが該当〕によって非損傷半球の体性感覚入力を増加させる，②麻痺側手の体性感覚入力を増加させること（神経筋電気刺激など）によって損傷半球の興奮性を増加させる，③麻痺側手の運動を行うとともに麻痺側手以外の麻痺側上肢の近位部に麻酔をして感覚入力を制限する，④高頻度のrTMSなどによって直接的に損傷半球の興奮性を増加させる，⑤非損傷半球の興奮性を抑制性の低頻度rTMSなどによって直接低下させることを提案している（**図4**）．このような提言を支持するような，使用を制限し麻痺側上肢を積極的に使用するCI療法や直接的に脳を刺激するrTMS，あるいはtDCSなどの非侵襲的脳刺激によって麻痺側の運動機能の回復を促進できたという報告が散見されている[2〜4]．しかし，前述のとおり，一般の臨床施設において必ずしも常設されてはいない．ここでは，そのような特殊機器を使用しない環境で提供できる半球間抑制を考慮した理学療法，特に立位や歩行に着目して提言したい．

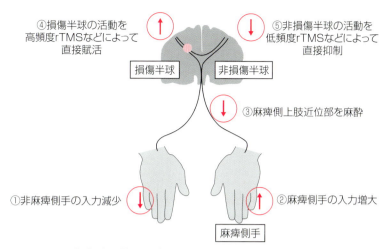

図4　麻痺手の機能回復に向けた治療戦略（文献4）より引用）

立位・歩行における半球間抑制を考慮した対応

　積極的に立位を取り，歩行トレーニングを実施することは早期の自立度向上に貢献し[7]，すでにガイドライン上でも推奨されている[8,9]．立位トレーニングは脳卒中者の意識障害に対して適応となる介入であり，脳活動を賦活することが期待できる．言うまでもなく，立位姿勢は両下肢で支える姿勢であり，脳卒中者においては麻痺側および非麻痺側下肢ともに抗重力筋活動を要求される．半球間抑制の概念を考慮した際，左右均等に麻痺側下肢および非麻痺側下肢を使用するよう仕向けることができれば，半球間抑制の不均衡を是正することが期待できるのではないだろうか．しかし，麻痺が重度な症例ではそれが容易ではない．

　一般的な臨床のフィールドにおいても利用することが可能で，かつ重度の片麻痺を呈していても簡便に下肢の対称的な運動機会の提供を可能とするツールの一つとして下肢装具があげられる．特に長下肢装具（KAFO：Knee Ankle Foot Orthosis，**図5, 6**）は麻痺が重度で，荷重そのものが困難な状態であっても積極的な荷重を可能とする有効なツールであると思われる[10〜16]．脳卒中急性期の麻痺が重度な症例に対してKAFOを用いて積極的に立位を確保し，さらに歩行トレーニングを可及的速やかに実践することが望まれる[10〜16]．

　ところで，立位や歩行という場面においても非麻痺側上肢の過剰な使用によって生じる使用頻度の極端な左右差は，前述したとおり避けたいものである．しかし，麻痺した上肢で杖などの支持物を操作するのは容易でなく，かなり高いレベルの上肢運動機能が必要となる．歩行器が使用可能な下肢単麻痺に近い状態であれば極端な左右差のない使用頻度が想定できるが，通常，重度の上肢麻痺を伴う片麻痺の場合，支持物を有効に使うことができる頻度は高くない．また，麻痺側下肢の支持力を補ううえでは杖をつく方向はその対側が効率的であり，非麻痺側がその方向となる．そのため，非麻痺側上肢で杖を使用することが一般的であるが，杖などの支持物に過剰に寄りかかり麻痺側下肢荷重を避けるように振る舞う症例も散見される．そういった症例に対しては，あえて杖を使用しないで歩行トレーニングを実施することも考慮している．これは前述した片側上肢の過剰使用を避けるという対策にもなる．

　杖を用いない歩行を展開するうえでは後方

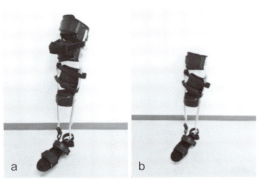

図5 semi-KAFOに移行可能なKAFO
a．遊脚を介助するための介助用ループを取りつけた長下肢装具（KAFO）．
b．大腿カフの長さを短くしたsemi-KAFO．麻痺側下肢の支持性の改善に合わせて段階的（KAFO→semi-KAFO→AFO）にカットダウンするよう設計されている

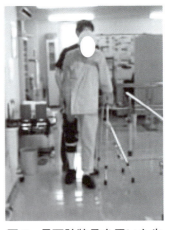

図6 長下肢装具を用いた歩行トレーニング
長下肢装具（KAFO）装着下での歩行トレーニング

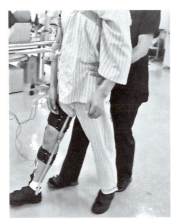

図7 後方介助による長下肢装具（KAFO）を用いた無杖前型二動作歩行トレーニング

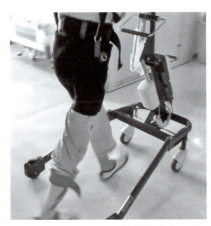

図8 短下肢装具と免荷式歩行器を用いた前型二動作歩行トレーニング

からの介助歩行（図7）を行っている．あるいは免荷機器（図8）などを使用して上肢の非対称的な活動量と非麻痺側・麻痺側下肢の荷重量の不均衡を是正する対応を一考することも重要であると考えている．

半球間抑制を考慮した下肢装具を使用した積極的歩行トレーニング

近年，歩行の神経メカニズムの解明が進み，歩行トレーニングに対する考え方も変容を遂げている[17]．

歩行の制御機構は随意的な制御機構と非随意的で自動的な制御機構の二つに大別される．大脳皮質や基底核の活動を中心とした随

意的な歩行の制御機構は障害物の回避や歩き出しといった意図的な歩行の制御に密接に関わる[18]．それに対して脳幹や脊髄といったそれより下位が関わる自動的な歩行の制御機構は，意識しないでも歩行を続けるといった歩行制御に関わっている．例えば，日常生活において，スマートフォンを操作しながら歩行を続ける際などには自動的な歩行制御に関わる神経機構が大きな役割を果たしていると推測される．脊髄には中枢パターン発生器（CPG：Central Pattern Generator）が存在することが知られているが，大脳からの指令がまったく届かず，かつ末梢からの入力も大脳には届かない完全脊髄損傷者においても，特定の刺激を加えることにより下肢に歩行様の筋活動が出現する．

1．脊髄損傷者を対象とした先行研究

Dietz ら[19]は完全脊髄損傷者を対象とした研究において，その所見を報告している．トレッドミル上に免荷した状態で立位を取り，下肢をモーターで駆動するように設定して歩行様の運動をさせたところ，完全脊髄損傷者であっても歩行様の筋活動が出現した．この研究では膝関節を伸展させた場合と屈曲させた場合との比較も行われているが，歩行様の筋活動は大きな変化がなく，荷重が完全に免荷された際には歩行様の下肢筋活動はみられなくなった．よって，股関節の伸展と屈曲の反復および下肢荷重が完全脊髄損傷例の歩行様筋活動を引き出すうえで重要であると考えられている．また，Kawashima ら[20]は異なる歩行様式で他動的に下肢の関節運動を提供した際の下肢筋活動の変化を調査した．完全脊髄損傷者を対象とし，下肢には自重がかかる状況で他動的に片側股関節を屈曲させ対側を伸展させる様式，片側股関節のみ屈曲して対側は動かさない様式，コントロールとして両側の下肢を同時に屈曲させる様式での下肢筋活動を比較している．片側股関節を屈曲し対側が動かない揃え型歩行様式とコントロールの様式の場合と比較して，股関節を屈曲させ対側を伸展させる前型歩行の様式で他動運動を提供した場合には下肢筋活動が有意に増大した．

2．重度片麻痺者を対象とした研究

先行研究[19,20]の結果を概観すると，揃え型の歩行訓練と前型歩行を実施した際には，脳卒中片麻痺例でも下肢の筋活動に差が生じてくることが推察される．すなわち，非随意的で自動的な歩行制御機構はリズミカルな運動パターンを生成するため，リズミカルに遊脚を繰り返すことは本制御機構を賦活するうえで重要となり，股関節の屈曲と伸展の反復が重要であるという側面から考えると前型歩行のほうが揃え型歩行時よりも十分な股関節伸展を提供できるため，下肢筋活動を誘発できる可能性があると思われる．そのように考えるとリズミカルで股関節伸展を確保できる2動作の前型歩行トレーニングが麻痺側下肢筋活動を賦活するうえで有効なのではないだろうか．また，下肢への荷重が筋活動の誘発には不可欠であるという事実は，過剰に麻痺側下肢への荷重を避けるための非麻痺側上肢の積極的な使用は望ましくない可能性を示唆する．そこで，われわれは重度片麻痺症例に対する理学療法のあり方を模索するために，立位や歩行，そして異なる様式の歩行を実施した際に下肢筋活動にどのような差異が生じるのかを複数例で検証した[21]．その中には随意運動はもちろんのこと，立位で麻痺側下肢荷重トレーニングを実践しても下肢筋活動がほとんど生じない症例も存在した．それらの症例でも，歩行を介助にて実践すると下肢筋活動が観察されることを確認した（図9）[22]．また，歩行の様式を杖を使用した3動作揃え型歩行から，杖を使用せずに後方から介助する

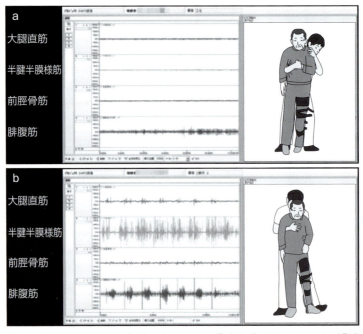

図9 重度片麻痺例の立位トレーニング時と歩行トレーニング時の筋活動の相違（文献22）より引用）
aは超下肢装具を使用して，立位にて麻痺側下肢と非麻痺側下肢に交互に重心を移動する立位トレーニングをしている際の下肢の筋活動を筋電図にて捉えたもの．bは歩行トレーニング中の開始の筋活動を筋電にて捉えたもの．なお，測定は同日中になされている

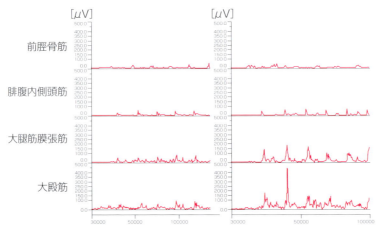

a．杖使用3動作揃え型歩行時　　b．無杖2動作前型介助歩行時

図10 代表症例にみられる無杖2動作前型介助歩行時と杖使用3動作揃え型歩行時の下肢筋活動の差異

2動作前型歩行にした場合，麻痺側下肢筋活動がさらに増大した（**図10**）．その変化は大殿筋や大腿筋膜張筋，腓腹筋内側頭で顕著であった（**図11**）[21]．なお，3動作揃え型歩行から2動作前型歩行にした場合，歩行速度の増大に伴い一歩行周期あたりの立脚時間は短縮

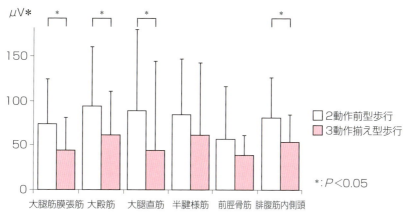

図11　無杖2動作前型介助歩行時と杖使用3動作揃え型歩行時の下肢筋活動の比較

しており，そのような状況下で積分筋電図が増大していることから杖を使用しない2動作歩行は杖を使用した3動作歩行よりも短時間で大きな筋活動を生み出したといえる．

歩行不能な重度の片麻痺例の歩行訓練は，平行棒内での3動作揃え方歩行から始めるのが通常である．しかし，当院では介助が必要な急性期の歩行トレーニングにおいて下肢の左右の対称的な使用機会の提供，また歩行の神経機構を考慮して下肢筋活動を引き出すために，あえてこの時期より前型での歩行トレーニングを提供し麻痺側下肢の筋活動の賦活を図る戦略をとっている．非麻痺側上肢の過剰な使用を避けるため，杖なしでの2動作前型歩行も実践できるか否かを検討し，可能ならば実践する．麻痺側の下肢筋力は快適歩行速度，最大歩行速度，歩行自立度，歩行可能距離といった多くのパラメーターと相関があり[23〜25]，歩行速度は市中在住の脳卒中者の歩行自立度の決定因[26]でもある．特に急性期は運動麻痺の回復が最も劇的に起こる期間となる[27]．この期間における運動機能の回復をさらに加速すべく，重度の片麻痺により随意運動が困難な時期から前型歩行トレーニングを展開することには意義があると考えている．

Conclusion

　半球間抑制の概念を考慮した場合，非麻痺側上下肢ばかりを過剰に使用する非対称的な使用は非損傷半球から損傷半球への過剰な抑制を生じさせる可能性が高く，損傷半球の活動を抑制し，回復促進を損ねる可能性があることを述べた．歩行トレーニングの実施に際して非麻痺側上下肢の過剰な使用を回避し，左右の上下肢をより対称的に使用する歩行戦略を紹介した．これらの効果検証はまだなされていないため，今後はこれらの介入が真に半球間抑制の非対称性を改善し，理学療法の効果として能力レベル，活動レベル，参加レベルにおいても有効かどうか検証していく必要があるだろう．

文 献

1) Palmer LM, et al：The cellular basis of GABA（B）-mediated interhemispheric inhibition. *Science* **335**：989-993, 2012

2) Shindo K, et al：Long-term effect of low-frequency repetitive transcranial magnetic stimulation over the unaffected posterior parietal cortex in patients with unilateral spatial neglect. *J Rehabil Med* **38**：65-67, 2006

3) Takeuchi N1, Izumi S. Maladaptive plasticity for motor recovery after stroke：mechanisms and approaches. *Neural Plast* **2012**：359728, 2012

4) Ward NS, et al：Mechanisms underlying recovery of motor function after stroke. *Arch Neurol* **61**：1844-1848, 2004

5) Zhu LL, et al：Lesion Load of the corticospinal Tract Predicts Motor Impairment in Chronic Stroke. *Stroke* **41**：910-915, 2010

6) Avanzino L, et al：Use-dependent hemispheric balance. *J Neurosci* **31**：3423-3428, 2011

7) Kwakkel G, et al：Intensity of leg and arm training after primary middle-cerebral-artery stroke：a randomised trial. *Lancet* **354**：191-196, 1999

8) 日本脳卒中学会脳卒中ガイドライン委員会，他（編）：脳卒中治療ガイドライン 2015. 協和企画，2015

9) 吉尾雅春，他：脳卒中理学療法診療ガイドライン．http://www.japanpt.or.jp/upload/jspt/obj/files/guideline/12_apoplexy.pdf（2016 年 2 月 20 日閲覧）

10) Yamanaka T, et al：Stroke rehabilitation and long leg brace. *Top Stroke Rehabil* **11**：6-8, 2004

11) Kakurai S, et al：Clinical experiences with a convertible thermoplastic knee-ankle-foot orthosis for post-stroke hemiplegic patients. *Prosthet Orthot Int* **20**：191-194, 1996

12) 石神重信：片麻痺患者への装具処方-急性期の処方の実際．総合リハ **16**：765-771，1988

13) 鶴見隆正，他：片麻痺に対する早期長下肢装具療法．理学療法学 **19**：219-222，1992

14) 石神重信，他：障害に応じた装具の処方と選択．臨床リハ **3**：15-20，1994

15) 大竹 朗，他：片麻痺に対する「治療用」装具と運動療法．PT ジャーナル **28**：300-305，1994

16) 大竹 朗：脳卒中片麻痺患者における早期長下肢装具の処方と適応．理学療法学 **12**：444，1985

17) 吉尾雅春：装具療法．原 寛美，他（編）：脳卒中理学療法の理論と技術．メジカルビュー，2013, pp348-358

18) 三原雅史，他：歩行機能の回復と大脳皮質運動関連領野の役割．PT ジャーナル **39**：215-222，2005

19) Dietz V, et al：Locomotor activity in spinal man：significance of afferent input from joint and load receptors. *Brain* **125**：2626-2634, 2002

20) Kawashima N, et al：Alternate leg movement amplifies locomotor-like muscle activity in spinal cord injured persons. *J Neurophysiol* **93**：777-785, 2005

21) 大鹿糠 徹，他：脳卒中重度片麻痺例における長下肢装具を使用した歩行練習-前型歩行と揃え型歩行時の麻痺側下肢筋活動の比較．第 50 回日本理学療法学術大会抄録集，O-0233，2015

22) 阿部浩明：脳卒中患者に対する急性期理学療法技術の検証．福井 勉，他（編）：理学療法技術の再検証．三輪書店，2015, pp15-30

23) Suzuki K, et al：Determinants of maximum walking speed in hemiparetic stroke patients. *Tohoku J Exp Med* **162**：337-344, 1990

24) Nadeau S1, et al：Analysis of the clinical factors determining natural and maximal gait speeds in adults with a stroke. *Am J Phys Med Rehabil* **78**：123-130, 1999

25) Bohannon RW：Muscle strength and muscle training after stroke. *J Rehabil Med* **39**：14-20, 2007

26) An S, et al：Gait velocity and walking distance to predict community walking after stroke. *Nurs Health Sci* **17**：533-538, 2015

27) Duncan PW, et al：Measurement of motor recovery after stroke. Outcome assessment and sample size requirements. *Stroke* **23**：1084-1089, 1992

2 運動学習課題と理学療法

山上菜月[*1]

🔒 Key Questions

1. 運動学習の難易度設定の基本的考え方とは
2. 運動学習課題の立案方法とその工夫について
3. 学習条件の最適化とは

はじめに

ニューロリハビリテーションにおいて，運動学習の方略についての検討は重要である．神経組織の損傷によって生じる機能障害はしばしば不可逆であり，多くの場合，失われた動作能力を再び獲得するには残存機能を利用して新たな動作方法を獲得しなければならないためである．

新たな動作方法を学習させるうえで考慮すべきことは，機能障害を有する場合，機能回復と代償によって動作が達成されることである．代償の方法には二通りあり，一つは補助具や環境整備などの外的代償手段によるものであり，もう一つは障害されていない機能を用いて，以前とは異なる運動制御方法を学習させるものである[1]．代償的手段を利用することは生活動作を獲得させるのに，ときに非常に有用であるが，代償を強調しすぎると機能障害を有する肢を使用しなくなり，学習された不使用（learned non-use）を誘導してしまう可能性がある[2~4]．したがって，リハビリテーションでは個々の患者の機能障害の程度に合わせて適切な動作を学習させていくことが大切である．

動作の学習における療法士の役割

新しい動作を学習させるには，まずどのような動作を獲得すべきか，達成させたい動作を明確に設定しなければならない．療法士は，患者の身体機能，回復の程度，患者・家族のニードに合わせて目標とする動作を考え，その目標を常に患者と共有して，学習課題を進めていく．実際の練習場面では，設定した学習課題に対して患者がどのように適応していくかを見定めながら課題の難易度と代償方法を調整していく必要がある．また，療法士は効率的に学習していくための練習方法を設定し，実行する知識と技術が求められる．以下では，一般的な学習目標の設定，練習方法を検討する際に基礎となる考え方を述べる．

[*1] Natsuki Yamakami/藤田保健衛生大学病院

目標の設定

学習目標を設定する際には，帰結予測に基づいた長期目標の設定と，長期目標を踏まえたうえで，難易度を考慮して短期目標の設定を行う．以下に，帰結予測と難易度設定における要点を述べる．

1．帰結予測

機能回復の経過は，疾患によってある程度共通性がある．例えば，脳卒中発症後に生じた機能障害は発症後1カ月の間に大きく改善し，その後は時間経過とともに変化がみられなくなる[5]．そのため，障害や日常生活活動（ADL：Activity of Daily Living）の状況などから，大まかな帰結予測をすることが可能であり，目標設定の助けとなる．『脳卒中治療ガイドライン2015』[6]においては，ADL，機能障害，患者属性，併存疾患，社会的背景などをもとに機能予後，在院日数，転帰先を予測してリハビリテーションを実施することが勧められている[6]．帰結予測に関する研究には，入院時のADLなどから在院日数[7]や最終FIM（Functional Independence Measure）を予測したもの[8]，発症1カ月後のFugl-Meyer assessmentから6カ月後の運動機能を予測したもの[9]などこれまでに多くの報告がある．ただし，疾患の経過には個人差があるため，いずれの報告においても予測精度には限界がある[6]．当初の予測に捉われすぎず，改善の経過に合わせた目標設定の見直しを適宜行うことが肝要である．

2．難易度

運動を学習していくうえで，適切な難易度の目標を設定することは非常に重要である．運動の反復を通してその運動が強化されて学習が進むため，課題が難しすぎると目標の運動を反復できず，学習が進まないうえ，失敗を繰り返すことでモチベーションが低下し，学習性無気力に陥ってしまう．運動学習においては，最大の報酬を得られるように行動を選択するため[10]，成功体験により報酬を与えて課題そのものの価値を高めることも大切である．一方で，課題が簡単すぎると目標への到達に時間がかかる．

以上を踏まえ，具体的な難易度について，成功率7割程度に設定することが適切であるとの指摘がある[11]．ただし，認知機能の障害がある場合には成功率を高く設定した無誤学習が優位だと指摘する文献もあり[12,13]，難易度の最適値に関しては，課題や患者の心身機能によって異なっている可能性がある．

練習方法の設定

運動学習に影響を与える変数として，才藤ら[11]は，①転移性，②動機づけ，③行動変化，④保持・応用をあげている（**表1**）．

1．転移性

運動療法の効果は課題特異的（task-specific effect）であり，起居動作を練習しても歩行は上達せず，歩行そのものを練習することで歩行がうまくなる．しかし，似た動作課題を練習することで，その運動に関連した動作の改善も期待できる．これを転移（transfer）という．

互いに似ている動作や同じ要素を含む課題の間では転移が起こりやすいため[12]，目標とする動作との類似性，動作の要素を考慮して課題を設定すると練習の効率がよい．例えば，野球のバッティングとゴルフのスイングは，両方とも体幹の回旋や上肢の活動の運動パターンが似ており，類似性が高いといえる．また，野球ボールやテニスボールは，跳ね返された時のスピード，角度，ボールの回転などに関して，物理学的に共通の特徴を示し，

表1　運動学習に影響する要因

1）転移
2）動機づけ
3）行動変化（フィードバック，練習量・頻度，難易度）
4）保持・応用

運動の要素が同じといえる．そのような課題を練習することで，同一要素を含む動作への転移が生じやすくなる．

ただし，Schmidt[14]によると，転移は学習の初期段階で最も生じ，学習後期にはその影響が低下する．さらに，運動の類似点を強調することも必要であるとされている．したがって，実際の練習場面では，目標とする動作を学習し始めたばかりの時に，その動作に似た課題を設定し，類似点を指摘して練習をさせるとよいだろう．

2．動機づけ

動作能力の獲得においては，「患者の能動性」が必要であるため，動機づけは重要である．しかし，リハビリテーションの臨床場面では，当初の能力と最終的に目指す能力に大きな差があり，動機づけが難しいこともある．そのような場合，長期目標だけでなく難易度の低い別の課題を短期・中期目標として設定し，階段を昇るように一歩ずつ目標を達成させることで，モチベーションの維持を図る．また，特に学習初期の段階では，医療者の心理的な支援も重要となる．

動機づけは環境の影響を受けることも知られている．環境による動機づけの説明として，アフォーダンス（affordance）という考え方がある．アフォーダンスとは，「環境から与えられる情報」のことである[15]．例えば，ベッドは寝る場所を提供してくれるため，ベッドが置いてあれば休みたい気持ちになり，平行棒があれば立ってみようかという気持ちになりやすい．そのため，活動を誘発するようなリ

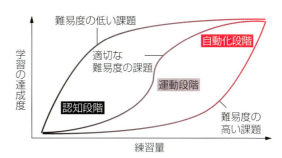

図1　練習量・頻度と学習の達成度（文献10）より改変引用）

ハビリテーション室や病棟の設計が望まれており[16]，われわれの臨床場面でも，患者に学習させたい動作を練習するために，まずは環境を変えてみるという工夫もできる．

3．行動変化

学習は，獲得された能力が比較的長期にわたって定着していく過程であり，運動制御が変化することで生じると考えられる．ここでいう行動変化は，練習からもたらされる一時的な運動の変化であり，行動変化が定着することで運動学習がなされる．練習により行動変化をもたらす要因として，①練習量・頻度，②難易度，③フィードバックがあげられている[10]．

1）練習量・頻度

練習や経験の繰り返しにより行動変化が生じるため，練習量や練習頻度が多ければ多いほど学習が進んでいく（**図1**）．カーブが立ち上がる前は，学習すべき課題を認知する段階（言語-認知段階）である．練習を反復することで，運動スキルが磨かれ，パフォーマンスが向上していく（運動段階）．さらに練習を行うと運動の自動化が進み，意識することなく動作が行えるようになる（自動化段階）．例えば，歩行獲得に向けて練習を行う際，まずは対象者に課題動作を認知させる．はじめは，認知した方法で動作を行おうとするが失敗を経験する．練習に伴い次第に失敗が減り，意識しなくても歩行できるようになる．このよ

うに練習量や頻度に依存して，3つの段階を経て学習が進んでいく．多くの場合，限られたリハビリテーションの時間内では目的の課題が十分に自動化されることは少なく，家族や病棟看護師の協力を得て，練習量を確保するなどの工夫が必要である．

2）難易度

前述のとおり，課題の難易度設定は非常に重要であり，療法士の難易度設定により，患者の動作能力獲得の成果が大きく左右するともいわれる．適切な難易度の練習課題を用意し，効率よく，最短のコースで動作獲得を導くことが重要となる．難易度調整の方法として，①練習方法の違い，②関節自由度の調整，③促通，④補助がある．

a．練習方法の違い

練習において，麻痺などの影響により課題動作を行うことが困難であれば，練習の仕方を変えることで課題の難易度を調整し，目標とする動作を行いやすくする方法がある．練習方法としては，部分練習・全体練習，一定練習・多様練習があり，目的に応じて練習方法を使い分けるとよいだろう．

例えば，膝折れの修正をする場合には，立脚期という歩行の一部のみを取り出して，ステップ動作などで部分練習をすることがある．歩行中に修正しようとすると，立脚期の膝折れのみでなく，全体の歩行パターンに影響を与える可能性があるためである．ただし，連続した動作の一部の動きが修正されると，ほかの部分の運動にも影響を及ぼすため，部分練習に続いて全体練習を行うことが必要となる．

また，課題を一定のリズムや手順で行うことを一定練習といい，動作を繰り返し再現しやすいため，学習の初期段階では効率的な練習方法となる．このように，一定練習は効率的な課題の達成に有用であるが，獲得した動作を日常生活に応用させるには多様練習が必要となる．リハビリテーション室という一定の環境で，常にステップ動作の練習をしてから歩行練習をするという同じ手順で実施をしていた場合，状況が異なると練習の時のように上手に歩けない可能性がある．多様練習を通して，起床後すぐに歩けるか，屋外の不整地や人通りの多い場所でも歩けるか，横断歩道を急ぎながら渡れるかなど，さまざまな条件下で動作を経験させることが望ましい．

b．関節自由度の調整

股関節は屈曲・伸展方向，内転・外転方向，内旋・外旋方向と3方向へ動くことができる．同様に，膝関節，足関節はそれぞれ1方向，2方向の構造となっており，動作時に複雑な制御が求められる．麻痺などによって特定の関節運動が制御しにくい場合には，補助具などで関節の運動方向を制限し，自由度を少なくすることで課題の難易度を下げて練習を行うことがある．

例えば，麻痺が重度で股関節，膝関節，足関節の運動を制御することが難しい場合には，長下肢装具で足関節，膝関節の運動を制限し，股関節の制御のみを行えばよい状態で歩行練習を行う方法がある．

c．促通

特定の運動を生じやすくすることを促通（facilitation）といい，促通した状態で繰り返し動作を行うことで，目的とする運動を反復することが可能となる．Kawahiraら[17]による運動麻痺改善のための促通反復療法や，経皮的末梢神経電気刺激（TENS：Transcutaneous Electrical Nerve Stimulation），機能的電気刺激（FES：Functional Electrical Stimulation），経頭蓋磁気刺激（TMS：Transcranial Magnetic Stimulation）などがその例である．

d．補助

一人では目標とする動作が行えない場合には，補助具による代償手段を用いたり，療法士の介助や動作の誘導により，課題の難易度

を下げて練習する．過度な介助は，能動的な運動を減少させて学習を阻害する可能性があるため，新しい課題を練習し始める時以外は，安全を確保したうえで介助を最小限に留めるべきといわれている[10]．

3）フィードバック

試行錯誤学習では，課題の動作と実際に行った動作との違い（エラー）を修正していくことで学習が進んでいく．そのため，フィードバックなしに運動学習は成立しない．フィードバックには，内在的フィードバック（intrinsic feedback）と外在的フィードバック（extrinsic feedback）がある．内在的フィードバックは，視覚や固有感覚など運動そのもの得られる感覚情報のことであり，意識的あるいは無意識的に処理されて，次に行うパフォーマンスに利用される．一方，パフォーマンスの結果を療法士から伝えられたり，荷重量や動作のビデオなど外部から与えられる情報は，外在的フィードバックである．内在的フィードバックが動作によって生じる当然の結果として提供されるのに対して，外在的フィードバックは結果の付加あるいは補足であり，付加的フィードバック（augmented feedback）とも呼ばれる．外在的フィードバックは，ときに励ましや動機づけとなり，報酬や強化，あるいは罰ともなりうる[13]ため，療法士はその与え方に十分注意する必要があるだろう．また，外在的フィードバックはパフォーマンスを促進するが，与え続けると依存し，フィードバックを取り除くとパフォーマンスが低下してしまう．そのため，練習初期には目標とする動作と実際の動作との違いについて外在的フィードバックを与えて修正させ，練習が進むに従って外在的フィードバックを減らし，内在的フィードバックで運動を制御することを目指していくことが望ましい．

また，エラーの修正には，感覚や高次脳機能，大脳基底核・小脳系の働きが関与しているとされており[17]，これらが障害された場合には，フィードバックの与え方に工夫が必要となる．体性感覚障害がある場合には，ほかの利用できる感覚情報で代償して練習する方法を検討する．例えば，荷重感覚がわかりにくい場合には，鏡を見ながら姿勢制御を練習することが多い．注意の容量や持続に障害があれば，部分練習によって動作を区切り，さらに外在的フィードバックを随時与えて動作を反復させることで，同時に処理しなくてはならない要素を減らす方法がある．エラーを修正しながら試行錯誤を繰り返すことが難しい場合には，言語教示やハンドリングなどを用いて，エラーを経験させない無誤学習の練習方法も検討するとよいだろう．

また，パーキンソン病では大脳基底核が障害され，学習によって獲得された運動を自発的に出力できないため，聴覚刺激により運動のタイミングを示したり，視覚的な手がかりを与えて運動を促すなどの工夫が必要である．小脳失調では，まず感覚フィードバックを与えることで運動が改善するかどうかを評価し，固有感覚を利用してエラーを修正できる場合には，重錘負荷や弾力緊縛帯を使用して感覚フィードバックを強調することで学習効果を期待できる[18]．

■ 4．保持・応用

運動学習では，練習によって得られた行動変化が定着し，長期的な変化として保持されることが重要であり，さらに日常生活において応用されることが望ましい．臨床場面では，リハビリテーションの時間に練習して介助なしで歩行できるようになった患者が，翌日にはまた介助が必要となっていることがある．これは，行動変化はあったが保持には至らなかったためと考えられる．練習した運動が保持されているかどうか見極める方法の一つ

に，保持テスト（retention test）がある．これは，練習直後の一時的な効果が消失した後，同じ条件下で目標の動作が定着しているかどうかを評価することであり，練習が終わってから数日〜数週間後に行われることが多い．

学習と行動変化が乖離を示した場合，考えるべき要因として，①反復，②練習方法の違い，③フィードバックの与え方，④疲労の影響がある．

1）反　復

新しい運動課題は，繰り返し練習することで上達していく．例えばピアノを学ぶ際には，課題の曲を反復して練習することで上手になっていく．動作の反復による運動学習のプロセスは，神経組織の構造変化を引き起こし，学習効果が保持されていく[19]．同様に脳卒中後の運動学習においても，反復は欠かせないものであり[20]，特定の運動の反復が筋力や動作速度の向上に貢献することが示されている[20]．反復練習中，療法士は患者の動機づけを維持させるために，反復回数を数えたり，練習効果に関するフィードバックを与えて励ますとよい[21]．

2）練習方法の違い

ブロック練習とランダム練習の違いを理解しておくことが重要である．ブロック練習とは同じ課題を何度も繰り返してから次の課題に移る方法であり，ランダム練習とは複数の課題をランダムな順序で繰り返す方法である．

歩行練習の場面では，歩行練習を繰り返し行うことがブロック練習であり，歩行のみでなく，立ち上がりや階段昇降などの練習も混ぜて行うのがランダム練習である．ブロック練習のほうが歩行そのものの習得は早いが，ランダム練習のほうが獲得された歩行能力が長期間にわたって持続するとされる[22]．同じ課題ばかり反復すると，動作だけでなく学習の状況なども一緒に記憶されるため，異なる環境になると学習効果が生じにくくなる．複数の課題をランダムに練習することにより，課題が変わるたびに運動の記憶を引き出さなくてはならず，課題を再現するための記憶が定着しやすくなる[23]．

実際の臨床場面では，新しい課題を練習し始めた時はブロック練習を行って早く課題を遂行できるようにし，その後，ランダム練習を通して動作の定着・保持を図るなど練習方法を使い分ける必要がある．

3）フィードバックの与え方

フィードバックはパフォーマンスの修正にも必要であるが，フィードバックの内容は学習した動作の保持にも関与する．過剰に外在的フィードバックを与えるとフィードバックに依存し，動作の保持がされにくくなるため[24]，フィードバックの頻度には注意が必要である．対処方法として，徐々にフィードバックの量を減らす漸減的フィードバック[24]，数試行ごとにフィードバックをする要約フィードバック[25]，目標とする結果に幅をもたせ，その範囲から逸脱した場合のみフィードバックを与える帯域幅フィードバック[26]が効果的であるとの報告がなされている．

4）疲労の影響

疲労はパフォーマンスを低下させるが，その影響は一時的であり，パフォーマンスの保持への影響は少なく[27]，学習には大きな影響を与えないと考えられている[27]．練習の間に休みを入れない集中練習においては練習中のパフォーマンスの低下が観察されるが，時間効率の面からは休憩を入れる分散練習よりも練習時間あたりの学習達成度は高くなるともいえる．

おわりに

神経疾患のリハビリテーションにおいて，患者は機能の一部を失われることによって，

日常生活動作を遂行するために多くの新しい複雑なスキルを学習していくことが求められる．リハビリテーションの効果を最大にするために，適切な目標設定，難易度を考慮した練習計画，実際の練習における動機づけやフィードバックなど，運動学習の基本的な考え方を理解しておくことは重要である．

Conclusion

　運動を学習していくうえで，課題の難易度設定はモチベーションや目標とする動作の反復回数に関わり，動作獲得の成果に大きく影響する．最終的な目標に対して階段を上るように段階的に適切な難易度の課題を練習することで，患者はモチベーションを維持させながら，エラーを修正しながら目標とする動作を反復することができる．そのため，理学療法士は患者の心身機能，動作能力などに合わせて練習方法，関節自由度の調整，促通，補助を活用し，難易度を決めていくことが求められる．また，練習の過程で動機づけや行動変化，保持の有無を判断しながら，課題や練習方法を学習過程に合わせて変えていくことも大切である．

文献

1) 長谷公隆（編）：運動学習理論に基づくリハビリテーションの実践. 医歯薬出版，2008
2) Levin, MF, et al：What do motor "recovery" and "compensation" mean in patients following stroke? *Neurorehabil Neural Repair* **23**：313-319, 2009
3) Alaverdashvili M："Learned baduse" limits recovery of skilled reaching for food after forelimb motor cortex stroke in rats：a new analysis of the effect of gestures on success. *Behav Brain Res* **188**：281-290, 2008
4) Taub E, et al：Technique to improve chronic motor deficit after stroke. *Arch Phys Med Rehabil* **74**：347-354, 1993
5) DuncanPW, et al：Defining post-stroke recovery：implications for design and interpretation of drug trials. *Neuropharmacology* **39**：835-841, 2000
6) 日本脳卒中学会脳卒中ガイドライン委員会（編）：脳卒中ガイドライン2015. 協和企画，2015, pp275-276
7) Stineman MG, et al：Four methods for characterizing disability in the formation of function related groups. *Arch Phys Med Rehabil* **75**：1277-1283, 1994
8) Sonoda S, et al：Stroke outcome prediction using reciprocal number of initial activities of daily living status. *J Stroke Cerebrovasc Dis* **14**：8-11, 2005
9) Duncan PW, et al：Measurement of motor recovery after stroke. Outcome assessment and sample size requirements. *Stroke* **23**：1084-1089, 1992
10) 久保田競（編著），虫明 元，他（著）：学習と脳—器用さを獲得する脳. サイエンス社，2009
11) 才藤栄一，他：運動療法の計画・実践のための基本的要素—とくに治療的学習について. 総合リハ **33**：603-610, 2005
12) Kessels RP, et al：Effects of errorless skill learning in people with mild-to-moderate or severe dementia：a randomized controlled pilot study. *NeuroRehabilitation* **25**：307-312, 2009
13) Donaghey CL, et al：Errorless learning is superior to trial and error when learning a practical skill in rehabilitation：a randomized controlled trial. *Clin Rehabil* **24**：195-201, 2010
14) Schmidt RA, et al：Motor Learning and performance 5th ed. Human Kinetics. Champaign, IL. 2012
15) 佐々木正人：アフォーダンス—新しい認知の理論. 岩波書店，1994, pp60-64
16) 才藤栄一，他（編）：FITプログラム—統合的高密度リハビリ病棟の実現にむけて. 医学書院，2003
17) Kawahira K, et al：Effects of intensive repetition of a new facilitation technique on motor functional recovery of the hemiplegic upper limb and hand. *Brain Inj* **24**：1202-1213, 2010
18) Bastian AJ：Mechanism of ataxia. *Phys Ther* **77**：672-675, 1997
19) Fu M, et al：Repetitive motor learning induces coordinated formation of clustered dendritic spines in vivo. *Nature* **483**：92-95, 2012
20) Bütefisch C, et al：Repetitive training of isolated movements improves the outcome of motor rehabilitation of the centrally paretic hand. *J Neurol Sci* **130**：59-68, 1995

21) Carr JH, et al（著），塩見泰蔵，他（訳）：脳卒中の運動療法──エビデンスに基づく機能回復トレーニング．医学書院，2004，pp16-18
22) Goode S, et al：Contextual interference effects in learning three badminton serves. *Res Q Exerc Sport* **57**：308-314, 1986
23) Landauer TK, et al：Optimum rehearsal patterns and name learning. Gruenberg MM, et al（ed）：Practical aspects of memory. Academic Press, London, 1978, pp625-632
24) Wistein, C. J.：Schmidt, R. A. Reduced frequency of knowledge of results enhances motor skill learning. *J Exp Psychol Learn Mem Cogn* **16**：677-691, 1990
25) Schmidt RA, et al：Optimizing summary knowledge of results for skill learning. *Hum Mov Sci* **9**：325-248, 1990
26) Sherwood DE：Effect of bandwidth knowledge of results on movement consistency. *Percept Mot Skills* **66**：535-542, 1988
27) Stelmach GE：Efficiency of motor learning as a function of intertrial rest. *Res Q* **40**：198-202, 1969

3 痙性麻痺が運動に及ぼす影響とそれを考慮した理学療法

澁田紗央理[*1]　大畑光司[*2]

🔒 Key Questions

1. 筋の過活動の定義とは
2. 痙性麻痺と筋性拘縮
3. 痙性麻痺が影響する運動障害とは

はじめに

　脳血管障害を含む中枢神経疾患では，しばしば痙性麻痺が運動障害に影響する主要な因子の一つとなる．臨床的にこの痙性麻痺を含む，不適切な筋の過剰な活動（muscle over-activity）は，中枢神経疾患の主要な病態の一つであり，患者の生活機能における活動/参加（activity/participation）を制限する重要な機能障害（impairment）とみなされてきた．しかし，痙性麻痺を含む筋の過活動とは，どういうものか，またどのようにして活動/参加を制限するに至るかについては不明な点が多い．

　本稿では，中枢神経系の理学療法を行ううえで重要な着眼点である痙性麻痺について考察し，あるべき介入の方向性について再考したい．

[*1]Saori Shibuta/元京都大学医学部附属病院リハビリテーション部
[*2]Koji Ohata/京都大学大学院医学研究科人間健康科学専攻

筋の過活動とは

1．筋の過活動の定義

　筋の過活動とは，「運動単位の動員（recruitment）が不随意に増加すること」と定義されている[1]．したがって，意図しない運動単位の動員が生じ，安静時に不必要な活動が生じたり，運動時に動作を妨げるような活動が生じたりするような状態を指す．一般的にこのような筋の過活動が生じている病態としては，痙性麻痺や不随意運動，同時収縮などがあげられ，さまざまな不適切な筋活動の総称として用いられる．

2．筋の過活動の分類

　筋の過活動の原因や病態は，さまざまであるため，その分類について考察がなされた報告は多くはない．ここでは先行研究[1,2]に従い，筋の過活動は伸張反射に影響を受けるもの（伸張依存性）と受けないもの（非伸張依存性）に大別して考察する．Gracies の分類[1]（**表1**）によると，伸張依存性の病態としては，痙性麻痺（spasticity），痙性ジストニア（spastic dystonia），病的同時収縮（spastic co-contrac-

表1　筋の過活動についての分類 （文献1）より引用）

分　類		誘　因
伸張依存性	痙性麻痺	安静時の相動性伸張
	痙性ジストニア	安静時の緊張性伸張
	病的同時収縮	随意収縮時の拮抗筋収縮
非伸張依存性	病理的，多関節におよぶ同時収縮；共同運動，連合反応，不随意運動など	随意的指令
	皮膚侵害反射	皮膚刺激
	その他	咳嗽，あくび

tion）の3つがある．痙性麻痺は，伸張反射の速度依存性の増加[3]を意味するが，この定義については後述する．痙性ジストニアは近隣や遠隔の筋の随意運動，もしくは対象筋への伸張がない状態でも生じる伸張感受性の緊張性筋収縮のことを意味しており，いわゆる片麻痺姿勢の原因となる病態である．病的同時収縮は，主動作筋への随意運動に伴って生じる，不適切な拮抗筋の動員のことであり，対象筋への伸張が生じなくても生じる．

同時に，非伸張依存性の筋の過活動としては，多関節同時収縮（extra-segmental co-contraction）があり，共同運動（synkinesis），連合反応（associated movement），不随意運動などが含まれる．主に複数関節に不必要な活動が生じる現象を示している．そのほかに，皮膚侵害刺激に対して生じる過活動や咳，あくびにより引き起こされる過活動がある．皮膚刺激により生じる足趾の屈曲は，片麻痺患者で多くみられるクロートゥの原因にもなる．

3．筋の過活動に含まれる痙性麻痺

1）痙性麻痺の定義

筋の過活動の中心的概念として用いられる痙性麻痺についての定義について，再考してみたい．痙性麻痺は「上位中枢障害の一つの病態で，伸張反射の過興奮性により生じる，腱反射亢進を伴う筋緊張の速度依存性の増加に特徴づけられた運動障害」と定義した

Lance[3]の定義が最も広く使われている．しかし，1980～2006年までの250論文を対象とし「spasticity（痙性麻痺）」の定義について検討したreview[4]によると，78論文がLanceの定義を用いていたが，88論文は筋の過活動の一つとし，78論文は定義がなく，6論文は独自の規定に則った分類を行っていた．したがって，その定義が完全に一致したものといえない現状である．確かにLanceの定義は，現時点で最も一般的な定義ではあるが，速度依存性の伸張反射の亢進のみを対象とした定義である．しかし，実際には患者の動作上の問題，つまり運動制御や収縮した状態の筋の過活動については言及されていない．そのような観点からSangerら[5]やPandyanら[6]は痙性麻痺の特徴として，**表2**のように述べている．以上のように現段階で痙性麻痺の定義についての議論は収束していない．

2）痙性麻痺の成因―中枢神経路変性

痙性麻痺が生じる原因は「神経因性」と「軟部組織因性」の2つの概念に分けられ，前者には「中枢神経路変性」と「脊髄変性」があげられる（**表3**）．

まず，中枢神経路の変性による痙性麻痺とは，下行路が担う抑制機構が破綻することに起因すると考えられる機序である．そもそも運動は，皮質脊髄路，赤核脊髄路，視蓋脊髄路，網様体脊髄路，前庭脊髄路の5つの下行路の働きによって形成される（**図1**）．皮質脊

表2　痙性麻痺の特徴

定　義	文　献	内　容
Lance の定義	Lance[3]	伸張反射の亢進現象に伴う筋の過活動
the consensus outcome of an interdisciplinary workshop that was held at the National Institutes of Health in April 2001	Sanger, et al[4]	①外的な関節運動に伴い被動抵抗が増加し，関節運動の方向により抵抗が変化する ②ある一定の速度あるいは関節角度，すなわち'閾値'を超える外的関節運動により被動抵抗が生じる ①，②の両者またはいずれかを満たす筋の過活動
SPASM consortium の定義	Pandyan, et al[6]	上位運動神経障害に起因した，断続的あるいは持続的な不随意に生じる筋の活動として現れる感覚運動障害

表3　痙性麻痺の病態生理学的成因 （文献1)より引用）

機　序			動物モデル	痙性麻痺を有する人
中枢神経路変性		非損傷側下行路の拡大	＋	？
神経因性	脊髄変性	α運動細胞自体の興奮性増加	＋	？
		神経動員閾値の変化	＋	？
		求心性シナプス前抑制の減少	＋	＋
		ホモシナプス性抑制の減少	＋	＋
		γ錐内筋線維の遠心性活動増加	＋	？
		非相反的 Ib 抑制の減少	＋	＋
		Ⅱ型線維による促進作用の増加	＋	＋
		収縮時の Renshaw 細胞の抑制増加	記載なし	±
		収縮時の相反抑制の減少	記載なし	±
軟部組織因性	軟部組織変性	筋紡錘の伸張性構造の増加	＋	？

＋：機序が確立され，筋の過活動とされる現象すべてで観察された
？：機序が確立されていない／ヒトでの検証で裏づけがなされていない
±：病的同時収縮でのみ観察された

髄路は唯一皮質に由来し，随意運動を行ううえで最重要な役割を果たすが，この経路が障害された場合は，筋力低下や巧緻性低下に伴って痙性麻痺が生じると考えられる．しかし，一方で延髄レベルの皮質脊髄路障害のみでは，痙性麻痺は生じないと報告されており[7]，皮質脊髄路以外の下行路の関与が想起される．そこで注目されるのが，網様体脊髄路の役割である．網様体脊髄路は，延髄網様体脊髄路と橋網様体脊髄路に分けられ，それぞれ異なる役割を担う．

伸筋の抑制に働く延髄網様体脊髄路は，延髄腹内側の抑制領域を起始とし，脊髄反射に強い抑制をかける働きをもつ．この下行路は，解剖学的に放線冠や内包で隣接する皮質脊髄路と皮質網様体線維を介してその働きを促進され，「延髄レベルでの抑制システム」として機能する．つまり，運動皮質-皮質網様体路-背側網様体脊髄路による脊髄神経回路網に対する抑制機能が存在すると考えられる．

一方で橋網様体脊髄路は，橋背外側の興奮領域を起始とし，前庭脊髄路とともに伸筋の脊髄反射を促進する働きをもつ．橋網様体脊髄路および前庭脊髄路の両者とも運動皮質や内包からの刺激に影響されない特徴がある．それぞれの経路への刺激を変化させた時の脊

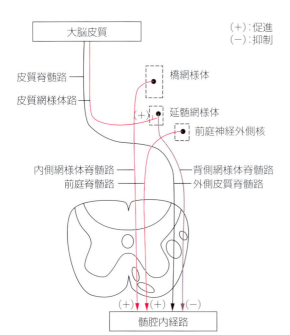

図1　脊髄伸張反射の中枢性制御（文献18）より引用）
他下行経路（赤核脊髄路，視蓋脊髄路，内側皮質脊髄路など）は省略

髄反射に生じる影響については，いくつかの報告がされている[8～11]．まず，橋網様体脊髄路を過剰に刺激すると脊髄反射が亢進し，遮断すると痙性麻痺が大幅に減少したとされ，橋網様体脊髄路の過剰興奮は痙性麻痺を高める可能性が推察される．また一方で，前庭脊髄路の過剰刺激と除脳固縮には関連があるが，遮断に伴う変化は下肢伸筋の緊張が一時的に減衰することにとどまったとされる．したがって，脊髄反射の促進系の中では橋網様体脊髄路がヒトの痙性麻痺に関連があると考えられる．

運動皮質や内包に障害を受けた脳血管障害患者では，皮質脊髄路も皮質網様体も損傷を受けていることが多い．このため，損傷に伴い延髄網様体脊髄路の強い抑制が機能しなくなり，脊髄反射に対する抑制を行うことが難しくなる．すると，皮質の障害により影響を受けない橋網様体脊髄路の促進系が優位となり，結果的に脊髄伸張反射の亢進現象がみられるようになる可能性がある．

近年，この網様体脊髄路の痙性麻痺への関わりに関連し，伸張反射の亢進に対する脳幹のメカニズムについて磁気共鳴機能画像法（fMRI：functional Magnetic Resonance Imaging）を用いて調べられてきている[12,13]．網様体脊髄を通る脳幹関連の反射である聴覚驚愕反応を用いて調べたところ，脳梗塞急性期には正常な聴覚驚愕反応が誘発されるとした．一方で慢性期には，この反応は亢進しており，これは脳卒中回復過程に網様体脊髄路の興奮性が亢進したことを示している．さらに機能回復過程と照らし合わせてみると，急性期の患者と痙性麻痺を呈さなくなった完全回復患者では聴覚驚愕反応が正常に誘発され，痙性麻痺のある患者でのみ反応亢進が生じていた．このことから，聴覚性驚愕反応に示される網様体脊髄路の亢進は，痙性麻痺の病態生理学的特徴と一致しているといえ，運動機能の回復過程における異常な亢進は損傷による特徴というよりも，抑制を失ったことに応じて形成された可塑的変化（abnormal plasticity）とみなすことができる．なお，網様体は基底核や小脳など，さまざまな器官と経路を共有しており，呼吸や心拍，血圧，覚醒度，心理的緊張，疼痛とどうも関連を有する．したがって，このような患者の状況が痙性麻痺の状態の変化を引き起こす可能性がある[14]．

3）痙性麻痺の成因─脊髄変性

次に脊髄変性については，主に3つの変化の可能性が提示されている[15]．1つ目は，脊髄運動神経への求心性入力の増加である．Ia求心性線維の活動によるhabilitation，つまり興奮性伝達物質の放出を抑制する機構の破綻が生じており（presynaptic depression），この機能の問題は痙縮の程度と相関したとの報告がなされている[16]．2つ目は，脊髄運動細胞の興奮性に影響を及ぼす反射弓の変化があげられる．反射弓の変化とは，求心性Ia

によるシナプス前抑制の減少のみでなく，代替的にⅠb線維の働きが興奮性に置換される，あるいはⅡ線維が立位や歩行動作時に興奮性が増大するなどの変化を含んでいる．このような変化が生じると，脊髄内反射機構を介した脊髄運動ニューロンへの抑制が困難になる．3つ目は，脊髄運動ニューロン自体の変化である．脳損傷による下行性入力の破綻は，運動ニューロンに持続的な内向き電流を発生させ，自発放電を引き起こす．その結果，運動ニューロンの過活動を引き起こし，他動的に伸張されるなどの軽微な入力に反応して発火しやすくなる．これら反射弓や細胞自体の変化は，脊髄伸張反射の閾値の低下という現象を生じさせる．

脳血管障害後に生じる前述のような過活動は，皮質の損傷程度と関連し，日常生活動作の再獲得を含めた運動機能改善に対して代償的な運動を惹起する因子となると考えられる．

4）痙性麻痺の成因―軟部組織因性

前述のように，痙性麻痺の原因についてはさまざまであるが，その症状が脊髄反射の異常に起因するとの見解は一致している[18]．

しかし，痙性麻痺は「神経因性」の成因のみでなく，もう一つの概念である「軟部組織因性」の機序が臨床的には大きな意味をもつと考えられてきている．実際に受傷後13カ月以内の24名の片麻痺者を対象とした研究では，12名が肘関節の被動抵抗の亢進を呈していたが，うち速度依存性に伸張反射が亢進していたのは5名のみであったと報告されている[19]．

痙性麻痺を有する筋（以下，痙性筋）の組織学的特徴について脳性麻痺児では，サルコメア長が短く，被動抵抗が大きいとされている[18]．これは痙性筋では，細胞内外のタイチン（筋原線維の弾性タンパク）やコラーゲンなどの筋構成要素のリモデリングが生じてい

ることによる．

以上のような，痙性筋で生じるこれらの変化は，痙性を有さない筋の不動化により生じる変化でも観察される．通常の筋を短縮位に保持すると，コラーゲン線維の架橋形成によりサルコメア長の短縮が生じ，さらにある一定のトルクで伸張した場合では筋線維伸張量が低下する．例えば，背臥位で約10日間安静にした場合，筋が伸長位となる前脛骨筋と比較し，短縮位となる下腿三頭筋のサルコメア長の短縮の程度が大きいと報告されている[19,20]．

また，コラーゲン線維の架橋形成が生じなくても，筋線維の萎縮のみで筋線維の直径の縮小とサルコメア長の短縮が生じる[20]．つまり，短縮と萎縮がともにサルコメア長に関連すると考えられる．

したがって，痙性筋の特徴であるサルコメア長の短縮や被動抵抗の増大は，不動化が生じた際の軟部組織の変性に類似する．これは痙性麻痺を有することにより，過剰な筋活動を伴う短縮と不動化が生じ不使用性の筋萎縮が重なることにより，筋性拘縮を引き起こすと考えられる．その結果，麻痺側筋は健常者の約2倍の被動抵抗を呈することになる[20]．

以上のことから，筋緊張とは神経学的な筋の過活動のみでなく，軟部組織の構造学的変化により特徴づけられると考えるべきであり，脳血管障害受傷直後に生じるものでなく，患者のベッドレスト時間や，その肢位に適応するよう徐々に形成され，筋性拘縮，筋の硬さの増加につながっていくと考えられる．

図2は脳性麻痺を対象とした痙性麻痺に代表される陽性徴候と筋力低下に代表される陰性徴候が筋の病態に影響する過程を示した図である[26]．

痙性麻痺は，主な陰性徴候である中枢性の筋力低下（weakness もしくは paresis と表記される）のもつ影響と合わさり，神経的な要

素のみの病態ではなく筋組織，さらに関節組織の問題を引き起こしていく．このような背景により，本来，神経系としては回復段階にあったとしても筋骨格系の病態が進行する可能性があることが考えられる．

図3は，脳血管障害後の神経学的問題と軟部組織の問題が悪循環を引き起こす可能性について示したものである[1]．脳血管障害後の痙性麻痺の発生に伴い，筋が短縮位に保持された肢位で不動・不使用状態となる．その状態に応じて軟部組織の変性，いわゆる拘縮が生じる．軟部組織の変性と筋の過活動は互いに影響を及ぼし合い，両者の症状を助長する悪循環が形成されていくと考えられる．

痙性麻痺が影響する運動障害とは

次に筋の過活動や痙性麻痺が患者の生活機能に影響を与えているかについて例を用いて検討する．

図4にある症例における国際生活機能分類（ICF：International Classification of Functioning, Disability and Health）の歩行移動機能に着目した評価を示した．

この症例では，仮に自宅退院が妻や社会的資源の援助下で達成されたとしても，退院後のニーズである趣味活動である絵画を行うた

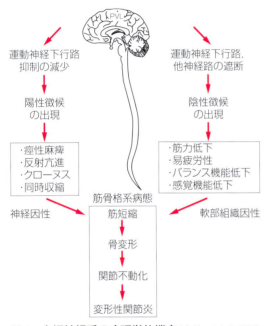

図2　中枢神経系の病理学的機序（文献25）より引用）

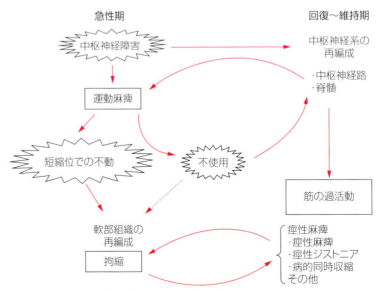

図3　痙性麻痺の病態生理学（文献1）より引用）

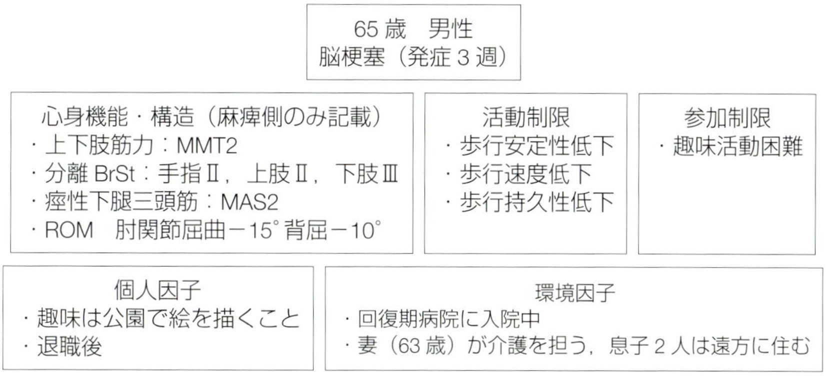

図4 ICFに基づく問題点の抽出事例（例：歩行機能）

65歳　男性
脳梗塞（発症3週）

心身機能・構造（麻痺側のみ記載）
・上下肢筋力：MMT2
・分離BrSt：手指Ⅱ，上肢Ⅱ，下肢Ⅲ
・痙性下腿三頭筋：MAS2
・ROM　肘関節屈曲－15°背屈－10°

活動制限
・歩行安定性低下
・歩行速度低下
・歩行持久性低下

参加制限
・趣味活動困難

個人因子
・趣味は公園で絵を描くこと
・退職後

環境因子
・回復期病院に入院中
・妻（63歳）が介護を担う，息子2人は遠方に住む

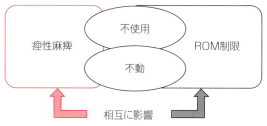

図5　痙性麻痺と関節可動域制限の関連

めにも十分な歩行機能が必要となる．したがって，歩行機能の改善はこの患者で求められる重要な目標となると考える．その際，不整地を歩く安定性，信号を渡る際などに求められる歩行速度，十分な距離を歩き続ける持久性が必要になる．このために必要とされる「活動」とその背景である「心身機能」については，以下のように考えられるだろう．

1．下肢の支持性の改善と痙性麻痺の関連

歩行安定性については，麻痺側単脚支持期の短縮や麻痺側下肢クリアランスの低下が関連していると評価したとする．この場合，治療戦略としては麻痺側単脚支持期の増加に必要な下腿三頭筋の筋活動による麻痺側での支持性が必要となるだろうだろう．しかし，下腿三頭筋にはModified Ashworth Scale（MAS）では2レベルの痙性麻痺があり，下腿三頭筋の「筋力増強をすれば，痙性麻痺も同時に増強してしまうのではないか」という懸念が生じる．下肢クリアランス低下の原因に，遊脚初期からの足関節背屈角度の減少やクローヌスが存在するとすれば，筋の過活動を防ぐことが求められることからも，下腿三頭筋の活動を惹起することを避ける場合があるだろう．

しかし，筋力増強を行ったとしても痙性麻痺を増悪させることはない[29]．ここまで論述した痙性麻痺の生理学的背景を考えても，下腿三頭筋の筋活動を促すことは，不動・不活動を防ぐためにも重要であると考えられる．ただし，筋力発揮に伴う一時的な運動ニューロンの動員数の増加により，同時収縮のような過剰な筋活動が観察される場合もある．そのような場合には，適切な運動に近づけるために，装具などを用いることにより改善する可能性がある[30]．

2．下肢のクリアランス低下と痙性麻痺，関節可動域の関連（図5）

次に下肢クリアランス低下の原因として，足関節背屈可動域が－10°となっていることが影響していると考える．可動域制限の原因は，前述の痙性麻痺と筋性拘縮との関連を考えると，長期間の短縮位での不動化，不使用が生じていたと推察される．したがって，関節可動域の改善のためには，足関節の十分な

自発的運動を促すことが求められる.

おわりに

近年，筋性拘縮を呈した痙性筋に筋力増強練習や関節可動域練習を行うことにより，筋肥大や被動抵抗の減少が得られたとする報告が増えてきている[29]．しかし，痙性筋の末梢構造の変化と運動機能障害との関連，経過について検討したものは，いまだに少ない．臨床的には，急性期の筋性拘縮が形成される前にいかにして，その構造的変化を防ぐことができるかが，回復期における運動機能向上を阻害しないために重要となるだろう.

筋の短縮位保持や不使用性の筋萎縮の防止について，実際の治療戦略や具体的な量・期間についてさらなる研究が必要である.

🔓 Conclusion

筋の過活動は「運動単位の動員（recruitment）が不随意に増加すること」と定義される．しかし，痙性麻痺と呼ばれる現象は中枢神経変性，脊髄変性，軟部組織因性の変化の結果であり，その抵抗の大きさは神経損傷に伴う筋の過活動のみによるものではなく，軟部組織の構造的変化も関連している．痙性筋は回復過程における不使用性の筋萎縮や短縮位での不動により，さらに筋性拘縮を増長する危険性を有するため，そのような二次的な運動障害を招く悪循環を断ち切るような介入が求められる.

文　献

1) Gracies JM：Pathophysiology of Spastic Paresis. Ⅱ：Emergence of Muscle Overactivity. *Muscle Nerve*　**31**：552-571, 2005
2) Ada L, et al：Does spasticity contribute to walking dysfunction after stroke? *J Neurol Neurosurg Psychiatry* **64**：628-635, 1998
3) Lance J：Symposium synopsis. Feldman RJ, et al（eds）：Spasticity disordered motor control. Year Book, Chicago, 1980, pp485-494
4) Malhotra S：Spasticity, an impairment that is poorly defined and poorly measured. *Clin Rehabil*　**23**：651-658, 2009
5) Sanger T, et al：Classification and definition of disorders causing hypertonia in childhood. *Pediatrics*　**111**：e89-97, 2003
6) Pandyan A, et al：Spasticity：clinical perceptions, neurological realities and meaningful measurement. *Disabil Rehabil*　**27**：2-6, 2005
7) Sherman S, et al：Hyper-reflexia without spasticity after unilateral infarct of the medullary pyramid. *J Neurol Sci*　**175**：145-155, 2000
8) Brown P, et al：Pathophysiology of spasticity. *J Neurol Neurosurg Psychiatry*　**57**：773-777, 1994
9) Young RR：Spasticity：a review. *Neurology*　**44**：S12-20, 1994
10) Sheean G：Neurophysiology of spasticity. Barnes MP, et al（eds）：Upper Motor Neurone Syndrome and Spasticity 2nd ed. Cambridge University Press, New York, 2008, pp
11) Mukherjee A et al：Spasticty mechanisms-for the clinician. *Front Neurol*　**1**：149, 2010
12) D'Ardenne K, et al：BOLD responses reflecting dopaminergic signals in the human ventral tegmental area. *Science*　**319**：1264-1267, 2008
13) Katyal, S, et al：Endogenous attention signals evoked by threshold contrast detection in human superior colliculus. *J Neurosci*　**34**：892-900, 2014
14) Voordecker, P, et al：Audiogenic startle reflex in acute hemiplegia. *Neurology*　**49**：470-473, 1997
15) Burke D, et al：Pathophysiology of spasticity in stroke. *Neurology*　**80**：S20-26, 2013
16) Lamy JC, et al：Impaired efficacy of spinal presynaptic mechanisms in spastic stroke patients. *Brain*　**132**：734-748, 2009

17) Sist B, at al：Plasticity beyond peri-infarct cortex：spinal up regulation of structural plasticity, neurotrophins, and inflammatory cytokines during recovery from cortical stroke. *Exp Neurol* **252**：47-56, 2014

18) Li S, et al：New insights into the pathophysiology of post-stroke spasticity. *Front Hum Neurosci* **10**：192, 2015

19) Vattanasilp W, et al：Contribution of thixotropy, Spasticity, and contracture to ankle stiffness after stroke. *J Neurol Neurosurg Psychiatry* **69**：34-39, 2000

20) Fridén J, et al：Spastic Muscle cells are shorter and stiffer than normal cells. *Muscle Nerve* **27**：157-164, 2003

21) Powers RK, et al：Stretch reflex dynamics in spastic elbow flexor muscles. *Ann Neurol* **25**：32-42, 1989

22) Spector SA, et al：Architectural alterations of rat hind-limb skeletal muscles immobilized at different lengths. *Exp Neurol* **76**：94-110, 1982

23) Kerr Graham H, et al：Musculoskeletal aspects of cerebral palsy. *J Bone Joint Surg* **85**：157-166, 2003

24) Gracies JM,：Pathophysiology of Spastic Paresis. Ⅰ：Paresis and Soft Tissue Changes. *Muscle Nerve* **31**：535-551, 2005

25) Ada L, et al：Strengthening interventions increase strength and improve activity after stroke：a systematic review. *Aust J Physiother* **52**：241-248, 2006

26) Levin MF, et al：The role of stretch reflex threshold regulation in normal and impaired motor control. *Brain Res* **657**：23-30, 1994

27) Nadeau, et al：Analysis of the clinical factors determining natural and maximal gait speeds in adults with a stroke. *Am J Phys Med Rehabil* **78**：123-130, 1999

28) Hsu AL, et al：Analysis of impairments influencing gait velocity and asymmetry of hemiplegic patients after mild to moderate stroke. *Arch Phys Med Rehabil* **84**：1185-1193, 2003

29) Cristiane A, et al：Effect of Resisted Exercise on Muscular Strength, Spasticity and Functionality in Chronic Hemiparetic Subjects：A Systematic Review. *J Appl Res* **9**：147-158, 2009

30) Ada L, et al：Does spasticity contribute to walking dysfunction after stroke? *Neurol Neurosurg Psychiatry* **64**：628-635, 1998

4 脳卒中者に対する体重免荷トレッドミルを用いた理学療法

甲田宗嗣[*1]

🔒 *Key Questions*

1. 体重免荷トレッドミル・トレーニングのエビデンス
2. 体重免荷トレッドミル・トレーニングの適応
3. 体重免荷トレッドミル・トレーニングにおける介入戦略

はじめに

体重免荷トレッドミルの脳卒中患者への使用は，諸外国では多く報告されているが，わが国においては，いまだ限定的である．その背景には，亜急性期から回復期にかけての脳卒中者に対して体重免荷トレッドミル・トレーニングを利用する際，どのような運動能力を有する者が適応となるのか，免荷量や駆動スピードをどのように設定すればよいのか，明確にまとめられていない現状があるものと思われる．

そこで本稿では，体重免荷トレッドミル・トレーニング，もしくは体重免荷トレッドミル・トレーニングにロボティクスを併用したトレーニングを用いた介入研究のシステマティック・レビューを行い，これらの装置を利用した練習プロトコルを立案する際に考慮すべき点について示唆を得る．また，体重免荷トレッドミルと類似した機能を果たす可能性のある体重免荷平地歩行装置についても使用の留意点を記載する．

[*1]Munetsugu Kouta/広島都市学園大学健康科学部

文献からみた体重免荷トレッドミルのエビデンス

体重免荷トレッドミル・トレーニングおよびロボティクス・トレーニング，それらに機能的電気刺激療法を併用した効果に関連した介入研究を**表1**に紹介する[1〜12]．**表1**には，実験群の介入内容が体重免荷トレッドミル・トレーニングのみであるものと，体重免荷トレッドミル・トレーニングにロボティクス・トレーニングや機能的電気刺激などを併用したものの別に，研究デザイン，対象者，実験群の介入内容，比較群の介入内容，そして研究結果について，要点となる部分を中心にまとめた．研究内容を詳細に理解するためには**表1**を参照し，各研究で用いられたプロトコルの違いや対象者の特性を検討したうえで，研究結果を比較する必要があるが，これらの研究の概要をおおまかに理解するために，さらに要点を絞り込んでまとめたものを**表2**に示す．**表2**によると，体重免荷トレッドミル・トレーニングのみの効果では，比較介入と比べて効果に差がないという研究が2件あったものの，4件は有意な効果が示されており，

表1 体重免荷トレッドミル関連の研究内容

文献	研究デザイン	対象者	実験介入	比較介入	結果
Hesse S, et al, 1995[1]	ABAデザイン ・A（実験）：体重免荷トレッドミル ・B（比較）：理学療法	・脳卒中者：7名 ・適応基準：FAC：2以下，発症後3カ月以上経過	体重免荷トレッドミル ・1セッション：30分，週5回，3週間 ・セラピスト：2人介助 ・体重免荷量：30%から開始 ・駆動スピード：0.07〜0.11m/sから開始	通常理学療法 ・1セッション：45分，週5回，3週間 ボバースコンセプトに基づく理学療法	実験期間のほうがFACが有意に改善，実験期間のほうが歩行スピードが有意に改善
Franceschini M, et al, 2009[2]	一重盲検RCTデザイン	・脳卒中者：97名 ・適応基準：発症後6週間以内，足底接地なく上肢支持なしで端座位可能，杖（3点杖含む）支持で立位保持可能，MAS：1以下 ・除外基準：介助なく3m以上，かつ6分間以上歩行可能	体重免荷トレッドミル ・1セッション：60分，週5回，4週間 ・トレッドミル歩行の時間は20分（準備等除外）と通常の理学療法（内容記載なし）40分 ・セラピスト：2人介助 ・体重免荷量：40%から開始し，対象の能力に合わせて徐々に減少 ・駆動スピード：0.1m/sから開始し，1.2m/sを目標に徐々に増加	通常の理学療法 ・1セッション：60分，週5回，4週間 ・平地歩行20分を含む60分間の理学療法（内容記載なし）	評価指標は，Motricity Index, Trunk Control test, BI, FAC, 10mおよび6分間歩行テスト，Walking Handicap Scale. 実験群，比較群ともに介入終了時，6カ月後のフォローアップにて，すべての評価指標で改善. ただし，どちらの時期でも両群間の有意差なし
Ada L, et al, 2010[3]	一重盲検RCTデザイン	脳卒中者126名 適応基準：発症後28日以内，初発脳卒中，50〜85歳，片麻痺，歩行不能	体重免荷トレッドミル ・1セッション30分（準備含む），週5回，退院まで. その他，1日60分間の通常の理学療法 ・セラピスト：人数不明 ・体重免荷量：麻痺側立脚中期に膝屈曲角度が15°以内 ・駆動スピード：足の振り出しに介助が必要ないレベル ・体重免荷なしで0.4m/sで歩行可能になってから，10分間の平地歩行を追加した	通常の歩行練習 ・1セッション30分，週5回，退院まで. その他1日60分間の通常の理学療法 ・セラピスト：人数不明 ・補助具として，膝スプリント，短下肢装具，平行棒，前腕サポートフレーム，杖を適宜利用. 介助歩行不能なら，体重移動の練習，前方後方へのステップ練習を実施. 介助歩行可能なら，可能な限り歩行スピード増大，介助量軽減	歩行自立者の割合は，介入開始1カ月後で実験群37%，比較群26%，2カ月後でそれぞれ66%，55%，6カ月後でそれぞれ71%，60%. 歩行自立になるまでの期間の中央値は実験群で5週間，比較群で7週間. 自宅復帰率は比較群より実験群のほうが14%多かった

92　第2章　ニューロリハビリテーションにおける理学療法の役割

表1　つづき

文　献	研究デザイン	対象者	実験介入	比較介入	結　果
Duncan PW, et al, 2011[4]	RCTデザイン	・脳卒中者：408名 ・適応基準：18歳以上，発症後45日未満，下肢麻痺あり，1人介助で3m以上歩行可能，10m歩行スピード0.8 m/s未満，発症前地域在住 ・歩行スピード0.4 m/s未満を中等度障害，0.4～0.8 m/sを重度障害として比率を合わせてランダム化	①体重免荷トレッドミル（発症後2カ月から開始） ・1セッション：90分，週3回，12～16週間．15分間の平地歩行後に20～30分間の体重免荷トレッドミル歩行 ・セラピスト：1人介助 ・体重免荷量：30～40%から開始し，1カ月程度で10%ずつ減少 ・駆動スピード：1.6 km/hから開始し，3カ月後に2.0～2.8 km/hを目標に増加 ②体重免荷トレッドミル（発症後6カ月から開始）：内容は①と同様	自宅練習群 理学療法士が自宅練習として指導．高強度の運動ではない．ストレッチ，関節可動域運動，協調性運動，静的・動的バランス練習．また，毎日歩行するように指導	発症8カ月後において，実験群①と比較群のほうが実験群②より歩行スピードなどの評価指標が有意に改善していた．しかし，発症14カ月後において，実験群①と比較群の間に歩行スピードの改善に有意差なし．実験群②と比較群の間に歩行スピードの改善に有意差なし．実験群①と②，比較群の3群間において，また重症度の違いにおいて歩行スピード，運動機能，バランス，機能的状態，QOLの改善に有意差なし．重度障害の者においては，実験群①が他の2群と比較して複数回転倒が有意に増大
Liu P, et al, 2014[5]	RCTデザイン	・脳卒中者：15名 ・適応基準：発症後3カ月以内 ・MAS：1以上	体重免荷トレッドミル ・1セッション：80分，週5回，3週間．その他1日に2時間のリハビリテーション．トレッドミルでの歩行時間は1週目で20分，3週目で40分 ・セラピスト：人数不明 ・体重免荷量：30～40%から開始し，徐々に減少 ・駆動スピード：0.8 km/hから開始し，徐々に増加	平地歩行 ・1セッション：60分，週5回，3週間．その他1日2時間のリハビリ．60分間の平地歩行	実験群のほうが比較群より超音波画像検査より，前脛骨筋の羽状角と筋厚が改善．実験群ではFMA，MAS，歩行スピードが介入後に有意に改善したが，比較群ではいずれも有意な改善なし
Visintin M, et al, 1998[6]	RCTデザイン	・脳卒中者：100名，発症後27～148日経過 ・除外基準：正常歩行，重篤な心疾患，小脳・脳幹病変，重度の認知機能障害	体重免荷トレッドミル ・1セッションの歩行時間20分未満，週4回，6週間 ・体重免荷量：歩容に合わせて40，30，20，10，0%と段階的に減少 ・駆動スピード：歩行能力の改善に合わせて漸増	トレッドミル ・1セッションの歩行時間20分未満，週4回，6週間．体重免荷はなしで，その他実験群と同様	介入直後で，実験群のほうがバランス（BBS），運動麻痺の回復（STREAM），歩行スピード，歩行耐久性で有意に改善．3カ月後のフォローアップで，実験群のほうが歩行スピード，STREAMで有意に良値

表1 つづき

文　献	研究デザイン	対象者	実験介入	比較介入	結　果
Husemann B, et al, 2007[7]	RCT デザイン	・脳卒中者：30名 ・適応基準：初発脳卒中，片麻痺，発症後20～200日経過，脳卒中以外の神経・整形外科疾患なし ・FAC：1以下，発症前自立歩行	体重免荷トレッドミル＋ロボティクス ・1セッション：30分，週5回，4週間 ・セラピスト：1～2人介助 ・体重免荷量：可能な限り減少 ・駆動スピード：可能な限り増大 膝関節・股関節駆動補助は可能な限り軽減	通常の理学療法 ・1セッション：30分，週5回，4週間 ・セラピスト：1～2人介助 ・歩行に関連した運動で，体幹の安定化と対称化，麻痺側下肢の振り出しと荷重，可能なら体重免荷なしのトレッドミル歩行練習	実験群，比較群ともに介入後にFACは有意に改善，群間差なし．実験群のみ麻痺足立脚時間が有意に増大．実験群では体脂肪率は減少傾向，筋量は有意に増加．比較群では体重が有意に増加し，体脂肪率が増加傾向
Werner C, et al, 2002[8]	ABAもしくはBABのランダム化クロスオーバー・デザイン ・A（実験）：体重免荷トレッドミル＋ロボティクス ・B（比較）：体重免荷トレッドミル	・脳卒中者：30名 ・適応基準：初発脳卒中，75歳未満，発症後4～12週経過 ・FAC：2以下，端座位保持可能，1人介助で10秒以内に立ち上がり可能	体重免荷トレッドミル＋ロボティクス ・1セッション：15～20分，週5回，2週間 ・セラピスト：1～2人介助 ・体重免荷量：初期で平均8.86%，麻痺側下肢で体重支持でき，股関節伸展できることを条件に徐々に減少 ・駆動スピード：初期で平均0.31 m/s，脈拍130回/分未満の範囲で増加	体重免荷トレッドミル ・1セッション：15～20分，週5回，2週間 ・セラピスト：2～3人介助 ・体重免荷量：初期で平均8.93% ・歩行スピード：初期で平均0.32 m/s ・その他は実験と同様	ABA，BAB両群ともにFAC，RMAS，駆動スピードが有意に改善，足関節のMASは変化なし．介入終了時ではABAのほうがFACが有意に高値であったが，6カ月後のフォローアップでは有意差なし
Hornby TG, et al, 2008[9]	RCT デザイン	・脳卒中者：48名 ・適応基準：発症後6カ月以上経過，介助なく10 m歩行可能 ・快適歩行スピード0.5 m/s以下を重症群，0.5より速く0.8 m/s以下を中等度障害群として，比率を合わせてランダム化	体重免荷トレッドミル＋ロボティクス ・1セッション：30分，計12回 ・セラピスト：人数不明，声かけ介助 ・体重免荷量は30～40%から開始，反張膝，足の引っ掛かりなければ10%ずつ減少 ・駆動スピード：2.0 km/h（0.56 m/s），快適に歩行可能なら10分間に0.5 km/hずつ増加，最大3.0 km/h	体重免荷トレッドミル ・1セッション：30分，計12回 ・セラピスト：人数不明，ロボティクスの代わりの身体介助，声かけ介助 ・体重免荷量および駆動スピードは，実験群と同様	比較群において，歩行スピードと麻痺側立脚時間が有意に改善．介入6カ月後のフォローアップにて中等度障害群で，実験群より比較群のほうが，歩行スピードが有意に改善．重症群で，実験群より比較群のほうが身体関連QOLが有意に高値

94　第2章　ニューロリハビリテーションにおける理学療法の役割

表1　つづき

文　献	研究デザイン	対象者	実験介入	比較介入	結　果
Ng MFW, et al, 2008[10]	RCT デザイン	・脳卒中者：54名 ・適応基準：発症後6週間以内 ・MMSE：21より上，支持ありで立位保持1分可能 ・FAC：2以下	①体重免荷トレッドミル＋ロボティクス ・1セッション：20分，週5回，4週間.加えて理学療法を含めた通常ケア ・セラピスト：人数不明.口頭指示 ・体重免荷量：立脚期の体重支持力があることを確認のうえ，各セッションごとに5kgずつ減少 ・駆動スピード：各セッションごとに0.1m/sずつ増加.0.2〜0.6m/sの範囲内で実施 ②体重免荷トレッドミル＋ロボティクス＋機能的電気刺激：①に加え，機能的電気刺激を追加.立脚期の大腿四頭筋，遊脚期の総腓骨神経を刺激	通常の理学療法 ・1セッション：20分，週5回，4週間.加えて理学療法を含めた通常ケア ・PNFとボバースコンセプトによる介入	介入終了時，および6カ月後のフォローアップにて，比較群より実験群①および②のほうが，基本動作能力の評価であるEMS，FAC，歩行スピードが有意に良値
Peurala SH, et al, 2009[11]	RCT デザイン	・脳卒中者：56名，発症後平均8日 ・適応基準：初発脳卒中 ・FAC：3以下，麻痺側下肢の随意運動あり ・BI：25〜75，18〜75歳 ・BMI：32以下	①体重免荷トレッドミル＋ロボティクス ・1セッション：20分（実歩行時間），週5回，3週間.その他，1日55分の通常の理学療法 ・セラピスト：人数不明 ・体重免荷量：対象の状態によって規定.徐々に減少 ・駆動スピード：対象の状態に合わせて増加 ②平地歩行 ・1セッション：20分（実歩行時間），週5回，3週間.その他，1日55分の通常の理学療法 ・セラピスト：1〜2名 ・歩行スピード：対象の状態に合わせて徐々に増加.介助量は徐々に減少	通常の理学療法 ・1日1回か2回の理学療法 ・セラピスト：人数不明 ・内容不明だが，実験群より歩行量は少ないとの記載あり	介入終了時，6カ月後のフォローアップにて，比較群よりも実験群①と②のほうがともにFACが有意に改善.FAC，6分間歩行距離において実験群①と②の間に有意差なし.BBSは，実験群①に比べ②のほうが有意に改善

4 脳卒中者に対する体重免荷トレッドミルを用いた理学療法　95

表1　つづき

文　献	研究デザイン	対象者	実験介入	比較介入	結　果
Lindquist ARR, et al, 2007[12]	ABAデザイン A（比較）：体重免荷トレッドミル B（実験）：体重免荷トレッドミルと機能的電気刺激	・脳卒中者：8名 ・適応基準：歩行可能，発症後6カ月以上経過，MASが2か3，歩行に影響を及ぼす心疾患・整形外科疾患および精神症状のない者	体重免荷トレッドミル＋機能的電気刺激 ・1セッション：45分，週3回，3週間 ・セラピスト：2人介助 ・体重免荷量：30%から開始，疲労なく独力で下肢振り出し可能であれば免荷量を減少 ・駆動スピード：快適かつ体幹・下肢のアライメント良好を条件に増加．歩行中の腓骨神経を刺激，刺激時間は20〜45分，背屈・外返しの筋疲労で5分休憩し，再度刺激	体重免荷トレッドミル ・1セッション：45分，週3回，3週間．体重免荷トレッドミルの条件は実験と同様	実験期間においてのみSTREAMが有意に改善 歩行分析で実験期間のほうが比較期間より，歩行スピード，ケイデンス，立脚時間が有意に改善

RCT：Randomized Controlled Trial, FAC：Functional Ambulation Categories, RMAS：Rivermead Motor Assessment Score, BBS：Berg Balance Scale, STREAM：Stroke Rehabilitation Assessment of Movement, MAS：Modified Ashworth Scale, MMSE：Mini Mental State Examination, EMS：Elderly Mobility Scale, BI：Barthel Index, FMA：Fugl-Meyer Assessment

表2　表1の概略

文　献	実験介入	比較介入	結果の概略
Hesse S, et al, 1995[1]	BWSTT	CPT	BWSTTのほうが有効
Franceschini M, et al, 2009[2]	BWSTT	CPT	群間差なし
Ada L, et al, 2010[3]	BWSTT	CPT	BWSTTのほうが有効
Duncan PW, et al, 2011[4]	BWSTT	HEP	群間差なし
Liu P, et al, 2014[5]	BWSTT	OGGT	BWSTTのほうが有効
Visintin M, et al, 1998[6]	BWSTT	TT	BWSTTのほうが有効
Husemann B, et al, 2007[7]	BWSTT＋RT	CPT	BWSTT＋RTのほうが一部有効
Werner C, et al, 2002[8]	BWSTT＋RT	BWSTT	群間差なし
Hornby TG, et al, 2008[9]	BWSTT＋RT	BWSTT	BWSTTのほうが有効
Ng MFW, et al, 2008[10]	BWSTT＋RT BWSTT＋RT＋FES	CPT	CPTよりBWSTT＋RTおよびBWSTT＋RT＋FESのほうが有効
Peurala SH, et al, 2009[11]	BWSTT＋RT OGGT	CPT	CPTよりBWSTT＋RTおよびOGGTのほうが有効，BWSTT＋RTとOGGTとの群間差なし
Lindquist ARR, et al, 2007[12]	BWSTT＋FES	BWSTT	BWSTT＋FESのほうが有効

BWSTT：体重免荷トレッドミル・トレーニング，RT：ロボティクス・トレーニング，FES：機能的電気刺激，CPT：通常の理学療法，HEP：自宅練習プログラム，OGGT：平地歩行練習，TT：トレッドミル・トレーニング

体重免荷トレッドミル・トレーニングの一定の効果が示されている．また，実験群の介入内容が体重免荷トレッドミル・トレーニングとロボティクス・トレーニングを併用した研究では，比較群の介入内容がさまざまであり，単純な比較はできないものの，有効性が示唆される結果となっている．実験群の介入内容が，体重免荷トレッドミル・トレーニングに機能的電気刺激を併用したものでは2研究とも効果が示されており，有効な介入方法であることが示唆される．

体重免荷トレッドミルの適応

先行研究における対象者の適応基準をみると（**表1**），FACが2（軽く触れる程度のセラピスト1人介助が必要）より重症の者を対象にしている研究が多く，歩行能力が介助歩行の状態の者が第一適応となるものと思われる．逆に，適応基準に端座位保持可能，1人介助で10秒以内に立ち上がり可能，1分間の立位保持可能，なかには自立歩行可能など，一定の運動機能を有していることを条件にした研究が少なからずあった．

体重免荷トレッドミルによる歩行練習は，平地歩行練習や通常のトレッドミル歩行練習と比較して，重度の身体機能障害が残存するケースでも適応可能と思われる．しかし，座位保持が困難なケースでは，端座位保持練習が第一適応となるであろう．また，先行研究[1,2,7,8,12]では，体重免荷トレッドミル・トレーニングの際，セラピスト2人での介助が多いが，わが国においては，診療報酬上の関係から1人で介助せざるを得ないケースも少なからず存在する．セラピストが1人で介助する場合，座位や立位での体幹の安定性を考慮する必要があると思われる．

体重免荷トレッドミルの介入戦略の概要

体重免荷トレッドミル・トレーニングでは，体重免荷量，トレッドミルの駆動スピード，1回の連続歩行時間，休憩時間，1セッションの時間などを設定し，介入プロトコルを計画する．後述するトレッドミル歩行のスピード調整のコツの項も参考にしてもらいたいが，綿密なプロトコルを計画することが，トレッドミル・トレーニングの効果を左右するように思われるので，なんとか歩けるからといって，やみくもに早期に免荷量を減らしたり，歩行スピードを上げることは適切な運動学習の観点から奨励されない．ただし，代償動作としての歩行獲得と歩容を保つことは相反するケースもあり，このことについては別の観点からの議論が必要であろう．

歩容に関しては，体重免荷量と駆動スピードを調整し，適宜，セラピストによる身体介助や声かけ介助を行い，ある程度の歩容が保たれるようにする．トレッドミル・トレーニングにおいて，留意すべき歩容について**表3**と**図1**にまとめた．

体重免荷量については，体重の30%程度から開始し，歩容が保たれていることを確認しながら，5～10%程度ずつ減少させる．体重免荷量と身体介助量のどちらから減らすべきかについて，先行研究からは明確な示唆は得られないが，対象者自身が歩行を再学習するこ

表3 トレッドミル・トレーニングで留意すべき姿勢のポイント

- ・前方・側方のバーを把持してもよいが，触れる程度とし，引っ張らない
- ・体幹はできる限り垂直位とする
- ・歩行中の立脚後期に股関節が十分に伸展する
- ・立脚期に膝関節が屈曲しない
- ・遊脚期に足部のクリアランスが保たれている
- ・麻痺側下肢で十分に荷重でき，適切に身体重心が側方移動している

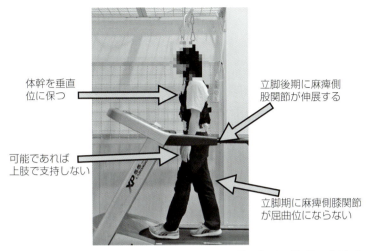

図1　体重免荷トレッドミル・トレーニングにおける姿勢の留意点

とを目的としていると考えると，介助の方法によって免荷量が大きく変化する可能性がある身体介助よりも一定の免荷量を維持できる体重免荷のほうに利があり，身体介助から先に減らすほうが望ましいと思われる．

1セッションあたりの体重免荷トレッドミル・トレーニング時間については，先行研究は回復期対象で20分程度確保している報告がほとんどで，トレッドミル以外に通常の理学療法を40〜60分程度確保している報告もいくつかみられた．介入時間については，各国の保険診療の状況に左右されるであろうが，先行研究におけるトレッドミル・トレーニングと通常の理学療法の時間配分を考慮すると，発症から比較的早期の場合は，トレッドミル・トレーニングと通常の理学療法との時間比率を1：2程度に設定し，移乗動作や立ち上がり動作などの基本動作が安定するに従い，トレッドミル・トレーニングの比率を増やす戦略が適当と考える．

トレッドミルの駆動スピード調整のコツ

先行研究（**表1**）によると，トレッドミルの駆動スピードについて具体的な数値でプロトコルを規定しているものばかりではないが，介入開始時の駆動スピードは遅いもので0.1 m/s（0.36 km/h）[2]，速いもので0.56 m/s（2.0 km/h）[9]と研究によりばらつきがある．しかし，介入開始時に駆動スピードが0.56 m/sであった研究は，対象者が発症後6カ月以上経過しており，かつ介助なく10 m歩行できるという条件になっていることから考えると，身体機能が十分に回復していない亜急性期から回復期にかけての対象者に対しては，0.1 m/s程度から徐々に増大させることが適切であると思われる．

体重免荷のない通常のトレッドミル・トレーニングにおける駆動スピードの設定については，10〜30秒間の最大スピード歩行練習と1〜2分程度の通常スピード歩行練習を交互に設け，駆動スピードを漸増させるプロトコルを用いた群と，駆動スピードの増大に上限を設け，その代わり長時間連続歩行した群と比較して，駆動スピードを漸増させたほうが歩行スピードやFAC値で有意に高い効果を認めた報告がある[13,14]．これらの研究では，駆動スピードは10％区切りで増大させ，対象者自身が問題ないと判断し，また，歩容も保

たれた場合に，駆動スピードを増大させていた．体重免荷トレッドミルにおいても，体力向上や筋持久力向上を目的とするのではなく，歩行スピードや歩容の改善を目的とするのであれば，このような駆動スピードを漸増させるトレーニングの有効性が示唆される．

体重免荷平地歩行装置の活用

体重免荷トレッドミル・トレーニングは一定の効果が認められるものの，先行研究においても2人程度のセラピストが介助していることが多く，また装置が高価なこともあり，すべての施設で簡便に利用できるとはいえない．

先行研究において体重免荷平地歩行（body weight support overground ambulation）の効果を検討した研究は少ないが，体重免荷トレッドミル・トレーニングとの併用例についての2例の症例報告がある[15]．この研究で用いられた平地歩行のための歩行補助具は，吊り下げ式による体重免荷装置のついた歩行器であった．対象者は脳卒中発症後2年以上経過した高齢女性（87歳，93歳）であり，介入時の運動能力は Berg Balance Scale（BBS）がそれぞれ26点，24点，10 m 歩行スピードが0.35 m/s，0.33 m/s であった．週3回，6週間程度の介入により，一方の症例はバランス能力と歩行能力が改善し，他方の症例は歩幅のみ改善したという結果であった．この研究結果から，体重免荷平地歩行の臨床応用が有用である可能性が示唆され，今後，簡便に実施できる方法としてさらなる研究が期待される．

わが国においても，免荷式リフト POPO® などの体重免荷平地歩行装置が開発され，臨床でも用いられ始めている．この装置の研究報告はあまりないが，実際に使用した印象では，体重免荷トレッドミルで一般的に使用されている体幹と大腿を牽引するハーネスと比

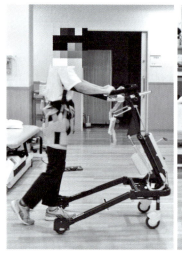
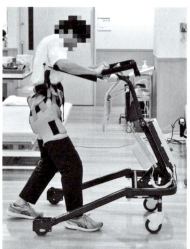

a．良い例　　　　　　　　b．悪い例

図2　免荷式リフト POPO®使用における姿勢の留意点

a．歩幅が適度である．体幹をできるだけ垂直位に保つ．身体重心の左右移動が適度にある

b．歩幅を大きくしようとして，リフトを引っ張ってしまうために膝関節屈曲位で足部接地してしまう．また，そのため体幹が屈曲位になってしまう

べ，骨盤と大腿を牽引するハーネスの着脱が容易であることが第一の特徴としてあげられる．その反面，体幹固定のハーネスと比較して，安楽に牽引できる免荷量は小さい印象である．また，歩行という観点からみると課題指向性が高いといえる．

体重免荷平地歩行装置を利用したトレーニングの実際では，対象者が歩行練習の初期であることが多いことから，どうしても大股でしっかり歩こうとする傾向にある．しかし，そうすると麻痺側下肢接地時に膝関節が屈曲したり，体幹が前傾して装置を引っ張ったり，逆に過度に装置を押したりしがちである．そのため，上肢での装置の支持は触れる程度の最小限が望ましく，足の振り出しはあまり意識せず楽に振り出せる程度，もしくは一足長程度などと規定し，対象者の状態に合わせて

声かけ介助を行うことが望ましいと考える（**図 2**）．

おわりに

体重免荷トレッドミル・トレーニングのプロトコル立案には，対象者の選定，免荷量と駆動スピードの計画的変更，歩行時間や休憩時間などの設定が重要になることが示された．これらの設定を的確に行うことで，より効果の高い介入になると期待される．また，体重免荷平地歩行装置について，介入研究の報告は少ないものの，セラピスト 1 人介助でも簡便に利用できるため，わが国においても普及する可能性があり，プロトコルについてさらに検討する必要があると思われる．

🔓 *Conclusion*

脳卒中者に対する体重免荷トレッドミル・トレーニングのエビデンスについては，通常の理学療法と比較すると効果が高いことが示された．しかし，積極的に平地歩行トレーニングを取り入れた理学療法と比較すると，効果の優劣は明確ではないことも明らかとなった．通常の体重免荷トレッドミルと比較したロボティクスを併用した体重免荷トレッドミルでは，効果に明らかな優位性があるとはいえず，テクノロジーの今後の発展に期待したい．体重免荷トレッドミル・トレーニングの適応としては，端座位保持や静止立位保持がある程度安定していることが望ましいと思われる．また，体重免荷トレッドミル・トレーニングにおける介入戦略については，免荷量と駆動スピードの計画的変更，歩行時間や休憩時間などの設定が重要になることが示された．

文 献

1) Hesse S, et al：Treadmill training with partial body weight support compared with physiotherapy in nonambulatory hemiparetic patients. *Stroke* **26**：976-981, 1995
2) Franceschini M, et at：Walking after stroke：what does treadmill training with body weight support add to overground gait training in patients early after stroke?：a single-blind, randomized, controlled trial. *Stroke* **40**：3079-3085, 2009
3) Ada L, et al：Randomized trial of treadmill walking with body weight support to establish walking in subacute stroke：the MOBILISE trial. *Stroke* **41**：1237-1242, 2010
4) Duncan PW, et al：Body-weight-supported treadmill rehabilitation after stroke. *N Engl J Med* **364**：2026-2036, 2011
5) Liu P, et al：Change of muscle architecture following body weight support treadmill training for persons

after subacutestroke：evidence from ultrasonography. *Biomed Res Int* 270676, epub, 2014

6）Visintin M, et al：A new approach to retrain gait in stroke patients through body weight support and treadmill stimulation. *Stroke* **29**：1122-1128, 1998

7）Husemann B, et al：Effects of locomotion training with assistance of a robot-driven gait orthosis in hemiparetic patients after stroke：a randomized controlled pilot study. *Stroke* **38**：349-354, 2007

8）Werner C, et al：Treadmill training with partial body weight support and an electromechanical gait trainer for restoration of gait in subacute stroke patients：a randomized crossover study. *Stroke* **33**：2895-2901, 2002

9）Hornby TG, et al：Enhanced gait-related improvements after therapist- versus robotic-assisted locomotor training in subjects with chronic stroke：a randomized controlled study. *Stroke* **39**：1786-1792, 2008

10）Ng MFW, et al：A pilot study of randomized clinical controlled trial of gait training in subacute stroke patients with partial body-weight support electromechanical gait trainer and functional electrical stimulation：six-month follow-up. *Stroke* **39**：154-160, 2008

11）Peurala SH, et al：Effects of intensive therapy using gait trainer or floor walking exercises early after stroke. *J Rehabil Med* **41**：166-173, 2009

12）Lindquist ARR, et al：Gait training combining partial body-weight support, a treadmill, and functional electrical stimulation：effects on poststroke gait. *Phys Ther* **87**：1144-1154, 2007

13）Pohl M, et al：Speed-dependent treadmill training in ambulatory hemiparetic stroke patients：a randomized controlled trial. *Stroke* **33**：553-558, 2002

14）Kelvin WK, et al：Speed-dependent treadmill training is effective to improve gait and balance performance in patients with sub-acute stroke. *J Rehabil Med* **43**：709-713, 2011

15）Miller WE, et al：Body Weight Support Treadmill and Overground Ambulation Training for Two Patients With Chronic Disability Secondary to Stroke. *Phys Ther* **82**：53-561, 2002

5 機能的電気刺激を使った理学療法

生野公貴[*1]

🔒 *Key Questions*

1. 機能的電気刺激のエビデンス
2. 機能的電気刺激の適応
3. 機能的電気刺激における介入戦略

機能的電気刺激と神経筋電気刺激

筋や神経に対して外部から一定以上の電流を流すと脱分極が生じ，その興奮はさらに大きな脱分極電位を惹起し細胞膜に沿って電導する．それらの生理学的反応を治療に応用したのが電気刺激療法である．電気刺激療法にはさまざまな用語が存在する．鎮痛を目的とした経皮的電気神経刺激（TENS：Transcutaneous Electrical Nerve Stimulation）や神経筋機能の改善を目的とした神経筋電気刺激（NMES：Neuromuscler Electrical Stimulation）といった治療様式による分類や，目的によって治療的電気刺激（TES：Therapeutic Electrical Stimulation）や機能的電気刺激（FES：Functional Electrical Stimulation）という分類がある．さまざまな用語が存在するために臨床的混乱を招いているが，すべての電気刺激療法は末梢の感覚，あるいは運動神経を興奮させることによって生じる遠心性および求心性

効果を応用しているものであり，その神経の興奮は電気刺激のパラメーターにより決定される．

FES は脳卒中や脊髄損傷などにより失われた運動機能に対して，電気刺激を用いて麻痺筋を収縮させ，合目的な動作を再建しようとする方法である[1]．電気刺激によって得られる筋収縮を利用して補装具のように機能を代償することを目的としていたため，神経補綴（neuroprostheses）と呼ばれることもある．歴史的には，Liberson ら[2]が脳卒中片麻痺患者の下垂足（foot drop）に対して，表面電極とフットスイッチを用いて総腓骨神経を電気刺激し，歩行時の足関節背屈を補助した研究に始まっている．

脳卒中患者に対する FES は大きく分けて表面電極と埋込み電極の 2 つに分類されるが，埋込み電極は侵襲的という問題があり，表面電極を用いた方法が一般的である．表面電極を用いた電気刺激は FES 以外に NMES がある．NMES は主に運動麻痺の改善や痛み，痙縮の軽減，筋力増強などの運動障害の改善目的に実施され，cyclic NMES といわれるように，あらかじめ設定された一定の刺激

[*1]Koki Ikuno/西大和リハビリテーション病院リハビリテーション部

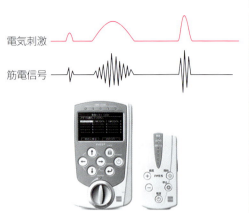
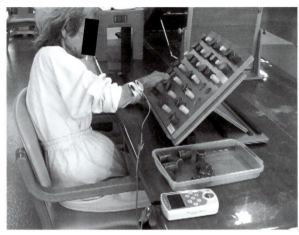

図1 随意運動介助型電気刺激

随意運動介助型電気刺激装置（IVES® GD-611，オージー技研社製）を利用した課題指向型練習の例．対象筋は総指伸筋で手関節背屈を電気刺激で介助している．対象筋の筋電図に比例して電気刺激の出力が変化するため，さまざまな課題指向型練習に応用することができる

パラメーターにて実施する場合が多い[3]．一方で，対象筋の筋電図をモニターし，ある一定の閾値を超えるとスイッチがオンになる筋電誘発型電気刺激（ETMS：Electromyography-Triggered Neuromuscular Stimulation）[4]や筋電に比例した出力が可能となる随意運動介助型電気刺激（IVES：Integrated Volitional Control Electrical Stimulator[5]，図1）など新たな機器が開発されている．近年では，対側の運動をトリガーにして両側同時運動に電気刺激を併用する方法[6]や，自転車エルゴメーターのペダリング運動に併用する[7]など，随意運動と併用した新たな使用方法が発展してきている．

機能的電気刺激のエビデンス

1．科学的基礎と理論的根拠

皮質に脳梗塞を生じさせたサルにおいて，課題指向的な麻痺肢の積極的反復運動トレーニングは損傷に近い領域で皮質再構成を生じさせ，非損傷部位が運動学習に重要な役割を担うとされる[8]．課題指向的な練習が皮質再構成を促進するのであれば，FESによって補

われた課題指向型練習もまた皮質再構成を促進すると考えられる．一方，脊髄レベルではRushton[9]は皮質脊髄路における脊髄前角細胞のシナプスはHebbの法則に従い，FESにより調整されるとしている．これは末梢の電気刺激による逆向性（antidromic）インパルスがシナプス前・シナプス後活動に関与するという仮説である．つまり，損傷を受けた皮質脊髄路において随意努力とFESが同期することにより，脊髄前角細胞レベルでのシナプス可塑性変化が促進されるというメカニズムである．

先行研究によると，Khaslavskaiaら[10]は健常者において総腓骨神経への電気刺激と随意運動の組み合わせによって，随意運動単独あるいは電気刺激単独よりも皮質脊髄路の興奮性が増大したと報告している．Thompsonら[11]は多発性硬化症や脳卒中といった中枢神経損傷患者を対象として，下垂足に対するFESの脊髄反射への影響を調査している．その結果，前脛骨筋の最大随意収縮（MVC：Maximum Voluntary Contraction）は増大した．H反射の変化は小さかったが，前脛骨筋のIα相反神経抑制は大きく増加し，ヒラメ筋の相

反神経抑制の有意差はなかったが正常値に近づいたと報告した．Everaert ら[12]は FES の長期使用に関する治療的効果について中枢神経損傷患者を対象に運動誘発電位（MEP：Motor Evoked Potential）を用いて評価している．脳卒中などの非進行群において 50%の MEP の増大と 47%の MVC の増大を認め，その変化は有意な相関関係にあった．一部の患者の MEP のマッピングエリアは拡大しており，これらの効果は長期増強を通じて生じたものと考えられた．これらの報告から，FES は運動に同期させた状態で使用することにより大脳皮質あるいは脊髄レベルでの変調作用をきたし，その長期的使用は皮質再構成に寄与すると考えらえる．

臨床的治療効果に関して，2006 年に Pomeroy ら[13]は脳卒中患者に対する FES や NMES を含む電気刺激療法全般に関するシステマティックレビューを実施している．この報告では電気刺激は治療なし，あるいはプラセボ治療と比較して運動機能の改善に有意な効果があるとした．また伝統的理学療法と比較した場合，運動障害（Fugl-Meyer Assessment）にのみ有効な改善効果が示された．しかし，電気刺激の様式の違いによる効果は不明であった．さらに本システマティックレビューには質の高い研究が乏しく，対象者の病期や能力レベル，電気刺激の治療量にはかなりのばらつきがあるため，その解釈には注意が必要であるとしている．

▌2．下肢に対する機能的電気刺激

下肢に対する FES は，下垂足や内反尖足に対して実施されている研究がほとんどである．Kottink ら[14]の装具の代わりに FES を使用した効果に関するシステマティックレビューでは，急性期・回復期，維持期（87%）の患者に実施された 8 研究，計 203 症例を解析している．8 研究のうち，ランダム化比較対照試験（RCT：Randomized Controlled Trial）はわずか 1 つであった．3 研究は埋込み電極を使用し，5 研究は表面電極を利用した研究であった．

ランダム効果モデルを使用した解析により，6 研究における歩行速度の改善は 0.13 m/s（95%信頼区間：0.07～0.2）であった．その 6 研究のうち，5 研究が改善を示し，1 研究はわずかな歩行速度の低下を報告している．しかしながら，このシステマティックレビューには RCT はわずか 1 つしか含まれておらず，その RCT の質にも問題がある．したがって，FES が短下肢装具（AFO：Ankle Foot Orthosis）よりも歩行速度改善に有効かどうかは不明と結論づけている．

近年になって，AFO と FES の効果を比較した大規模 RCT が Kluding ら[15]によって報告された．197 名の維持期脳卒中患者に対する 30 週間の FES と AFO それぞれの治療プログラム（最初の 6 週間に理学療法を受け，その後それぞれのデバイスを装着して歩行練習や自主トレーニングを実施）の効果を多施設で，単盲検試験（single-blinded trial）にて評価した．その結果，30 週前後において FES 群（0.11～0.17 m/s），AFO 群（0.12～0.18 m/s）ともに群内で有意な改善を示したが，FES 群と AFO 群の群間には改善度に差はなかった．その他のバランスや歩行耐用能，運動麻痺などの 2 次的アウトカムも両群とも有意に改善した．満足度に関しては，AFO 群よりも FES 群で有意に高かった．本研究では FES，AFO と最初の理学療法は，臨床的に意味のある改善を 1 年にわたって提供できると結論した．

その他のこれまでの研究から下肢に対する FES は主に下垂足に実施されているものの，AFO の治療効果と比較して機能的な歩行能力の差は大きくないことが考えられる．総腓骨神経への FES の生理学的効果は基礎研究

も数多く報告されているため，臨床での実施は適応を見極めながら適切な効果判定を用いて進めるべきであるといえる．

3．上肢に対する機能的電気刺激

Meilinkら[16]は，上肢手関節伸筋群に対するETMSの有効性について8研究157名の患者を対象としたシステマティックレビューを実施した．その結果，ETMSと通常のケアの間には有意な差はなかったとしている．しかしながら，方法論の質が低い研究が多く，統計学的パワー（検出力）が低かったり治療群とコントロール群の群間差が明確でない研究もあった．

近年，Rosewilliamら[17]は重症患者に対するNMESを急性期より実施し，その効果を検証している．6週間の治療の結果，電気刺激群において手関節背屈の関節可動域（ROM：Range of Motion）と握力に有意な改善がみられたが，その効果量はわずかであり，action research arm testでは有意な改善は認めなかった．この研究では，手関節背屈筋にパルス幅300μsec，周波数40 pps，オン・オフ時間15/15 secにて1日30分を2回，週5回実施していた．

上肢に対する種々の先行研究では手関節背屈筋のみに電気刺激を実施している報告が多いが，重度麻痺を対象とした場合に手関節背屈筋のみへの実施では機能改善につなげるためには不十分であることが推察される．しかしながら，多部位へ十分な量の刺激をするためには治療時間の増大，もしくは多チャンネルの電気刺激装置が必要になり，結果として臨床実用性が低下してしまう．この臨床的問題を解決すべく，Inobeら[18]は手指装着型電気刺激（FEE：Finger-Equipped Electrode）というユニークな刺激方法を開発し，短時間で多部位を複数回刺激可能な臨床的治療プログラムの結果を報告している．この報告では，

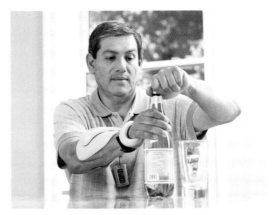

図2　新たな機能的電気刺激（FES）
FESと装具の組み合わせによる新たなハンドリハビリテーションシステム〔NESS H200, Bioness社製，Bioness社HP（http://www.bioness.com）より〕．外骨格装具により手関節を機能的肢位に固定し，装具内面に装着された表面電極から一定の刺激パターンが通電される．患者は協調的な手指の伸展・屈曲が可能になり，上肢のリーチグラスプ動作練習が実施できる

興味深いことに，少数例ではあるが，維持期の重度運動麻痺患者においてもFugl-Meyer Assessmentの上肢スコアがコントロール群に比べて有意に改善していた．

また近年では，重症患者に対して，自宅でもホームエクササイズを可能にするスプリントにマルチチャンネルの電気刺激が組み合わされた新たなFES（NESS H200, Bioness社製）が台頭してきている（図2）．Alonら[19]は重度の脳卒中患者に対して12週間の課題指向的なFESトレーニングを自宅で実施させ，実施時間を徐々に漸増し，最終的には1日30分2回行うように指導した．その結果，12週間後にはFugl-Meyer Assessmentの上肢スコアがコントロール群に比べて大きく改善し，box & block testにおいては，FES群が平均10.5±12.0個，コントロール群が2.5±4.9個となった．

これらの先行研究をまとめると，重度運動麻痺患者において電気刺激はその麻痺した筋に筋収縮を誘発することができる貴重な手段

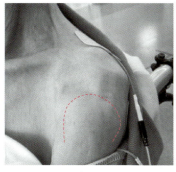 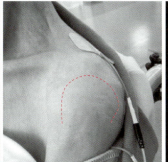 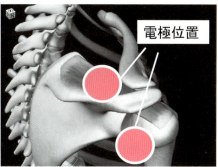

a. 電気刺激オフ　　　　b. 電気刺激オン　　　　c. 電極貼付位置

図3　肩関節亜脱臼に対するFES

棘上筋，三角筋後部線維のモーターポイントに電極を貼付する．僧帽筋上部線維の収縮を避けることに注意が必要である[23〜25]．Linnら[24]の治療プロトコルは，周波数30 Hz，パルス幅300 μsec にてオン・オフ時間を15/15秒，1日30分を4回（合計2時間）実施し，1週目は30分，2〜3週目は45分，4週目は60分と漸増させる

の一つであり，その長期的な感覚入力は使用依存の可塑性変化を惹起させる可能性が考えられる．しかしながら，上肢機能の改善は皮質脊髄路の損傷程度に依存することが報告されているため[20]，重症患者に対する改善効果に関するエビデンスが相反しているように，たとえ積極的な電気刺激を用いたとしてもその回復には限界があると考えられる．ただし，重症患者ゆえに生じる不動によって悪化する痙縮やROM，筋萎縮などの二次的問題には電気刺激が有効である可能性がある．

4．肩関節亜脱臼に対する機能的電気刺激

脳卒中後の肩関節亜脱臼の発生率は17〜81％と報告されている[21]．脳卒中後の亜脱臼の存在が麻痺側肩関節痛に関連するかどうかは相反する報告があるものの，亜脱臼による持続的な軟部組織の伸張は上腕二頭筋腱や棘上筋腱への機械的ストレスを生じさせ，痛みの発生に寄与する可能性が考えられる．弛緩性麻痺の場合，亜脱臼は発症後最初に始める座位保持訓練の時にすでに生じており，早期から亜脱臼を防ぐリハビリテーションが重要である．亜脱臼の原因は，主に棘上筋，三角筋の弛緩性麻痺であるとされており，その2筋に対するFESの効果が報告されている（**図3**）．

Bakerら[22]は回復期〜維持期脳卒中患者を電気刺激群とコントロール群にランダムに割り当て，1日30〜60分，週5回，6週間のFESを実施し，電気刺激群の有意な亜脱臼の改善を報告している．Faghriら[23]は26名の亜急性期脳卒中患者に対して，Bakerらと同様のFESを6週間実施し，電気刺激群はコントロール群よりも上肢機能，ROM，亜脱臼が有意に改善していたと報告している．この研究はオン・オフ時間を10/12 sec から30/2 secまで漸増させており，かつ1日の介入が6時間と長時間であった．Linnら[24]は肩関節亜脱臼予防目的に電気刺激を急性期より実施しており，40名の急性期脳卒中患者をランダムに振り分け，電気刺激群にはオン・オフ時間を15/15 sec にて1日4回実施し，最初の1週間は30分，2〜3週目には45分，4週目には60分と漸増させている．その結果，電気刺激群はコントロール群と比較して亜脱臼を有意に改善させ，かつ疼痛発生も有意に少なかったとしているが，終了後の持ち越し効果がないことも報告している．Shomotoら[25]は急性期脳卒中患者44名に対して，ランダム化クロスオーバー試験にて電気刺激の亜脱臼への

効果を比較しており，電気刺激期間中には
ROM，亜脱臼，筋萎縮の増悪を有意に予防し
たとしている．しかしながら，FES 中止後 1～
2 週間後には亜脱臼が増大しており，Linn ら
と同じく持ち越し効果がなかったことを報告
している．

これらの研究から各国のガイドラインにお
いても肩関節亜脱臼に対して FES を行うこ
とが推奨されているが，同時に持ち越し効果
が少ないというエビデンスも明らかにされて
いる．Zorowitz[26] は 6 カ月のフォローアップ
研究にて亜脱臼の改善は運動麻痺の改善と関
連していることを報告しており，このことか
ら運動麻痺を改善させることが FES の持ち
越し効果を出すうえで重要であると考えられ
る．われわれは，運動療法と FES を組み合わ
せて運動麻痺を積極的に改善させる必要があ
ると考え，亜脱臼に対する電気刺激と両側性
上肢運動の併用治療を実施した．その結果，
通常の運動療法よりも電気刺激を併用させた
ほうが麻痺側肩関節の自動屈曲角度が改善
し，亜脱臼も改善していたことを報告した[27]．

重度運動麻痺患者においてはいかにして運
動麻痺の改善を図るかが重要であり，そのた
めの電気刺激の活用は神経科学的にも利点が
多く，積極的に臨床活用すべきであると考え
る．

5．感覚刺激としての新たな機能的電気刺激

一般的な FES は，運動閾値まで強度を上げ
ることで麻痺筋の筋収縮を発生させ，目的と
する動作を完遂させることでその機能的代償
効果や長期使用による学習効果を狙った治療
法であるが，筋疲労や痛みにより治療の受け
入れ（アドヒアランス）が低くなる問題を抱
えていた．そこで，電気刺激の感覚入力を利
用した新たな FES の活用法が提唱されるよ
うになった．これは，長時間感覚レベルの電

気刺激を実施することで皮質脊髄路の興奮性
が増大すること[28]，刺激に関連した感覚運動
野の脳血流が増大する[29] といった感覚刺激に
よる中枢性効果を治療に応用した方法であ
る．

先行研究では 2 時間と長時間の電気刺激を
実施していたため，Ikuno ら[31] は，1 時間の感
覚電気刺激と課題指向型練習の併用治療プロ
グラムを作成し，その効果をランダム化クロ
スオーバー試験にて調査した．その結果，併
用治療プログラムは課題指向型練習単独より
もその改善効果が高いことを報告した．

機能的電気刺激の適応

適応を考える際には，対象患者の病態を明
確にしたうえで，電気刺激自体の神経生理学
的効果と合致する必要がある．FES の臨床的
効果に関する報告は多いものの，患者で神経
生理学的効果を検証した報告は少ない．

Kawashima ら[32] は長期的な集中的 FES ト
レーニングの神経生理学的効果を維持期脳卒
中患者 1 症例にて詳細に分析している．この
研究では，鼻を触る，上肢を前方，あるいは
側方に挙上するという運動課題に対して，電
気刺激で主動作筋を中心に刺激しつつ，療法
士が介助しながら運動を遂行した．電気刺激
には対称性二相性パルスのパルス幅 250
μsec，周波数 40 pps を用いた．療法士はハン
ドスイッチを用いて刺激し，患者の運動を介
助した．1 日 1 時間の FES トレーニングを 2
回，12 週間，計 108 セッション実施した．そ
の結果，Hmax/Mmax が 82.1％から 45.0％
に減弱し，modified Ashworth scale の減少を認
めた．筋電図では収縮・弛緩の切り替えが明
確になり，自動 ROM が改善した．Circle-
drawing test においては肩・肘・手関節の協調
性が改善していた．しかしながら，Chedoke-
Mcmaster stages of motor recovery や motricity

indexのような運動麻痺や機能的動作には改善を認めなかった．これらのことから，重度運動麻痺患者に対するFESの生理学的効果として，著明な痙縮がみられる反射亢進状態の症例に対しては，脊髄反射の興奮性を減弱させる効果があると報告している．また結果として，多関節の協調運動が改善したことは運動制御が変化したことにより皮質の再構成が生じた可能性があるとしている．

このように電気刺激によって緩助された反復運動は，電気刺激の感覚入力による運動指令の再構築を生じさせ，過剰な随意指令や抑制入力の欠如を改善させる可能性が考えられる．これらの生理学的作用を考慮すると，FESは感覚入力による脊髄回路の調整と麻痺筋を動かそうとするがために生じる過剰な随意努力（代償）を減弱させるというコンセプトのもと，急性期から維持期まですべての病期において実施可能である．より重要なことは電気刺激の生理学的作用を踏まえたうえで患者の病態に合わせて仮説検証的に使用すべきことである．

機能的電気刺激における介入戦略

FESの対象となるのは主に運動障害である．機能改善に向けて重要なことは，運動学習を促進するために十分な「量」を提供しつつ，有意義で明確なゴールのある課題指向型練習と併用させることである．したがって，課題を達成できるようにどのような刺激部位，刺激パラメーターで実施するかどうかは機械任せではなく療法士が決定すべきである．例えば，重度運動麻痺例で課題を遂行するためには，電気刺激によって適切な筋収縮を生じさせる必要がある．末梢神経の脱分極はパルス波における刺激強度とパルス幅により決定される．これは感覚・運動神経それぞ

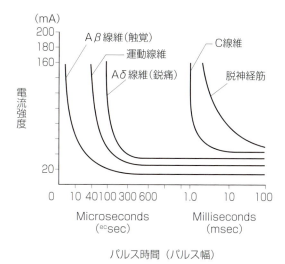

図4 強さ時間曲線（文献40）より改変引用）

れの閾値が異なるためである．各神経の興奮における刺激強度とパルス幅は反比例の関係にあり，強さ-時間曲線によって表される（**図4**）[40]．

運動神経を興奮させるためには100 μsec以上のパルス幅が必要になる．パルス幅を大きくすると運動神経は低い強度で閾値に到達するため，強い筋収縮を生じさせることができるが，一方でパルス幅を大きくさせると痛みの線維であるAδ線維も興奮してしまうため，臨床的にはよく200～300 μsecが用いられている．筋萎縮がある，あるいはなんらかの末梢神経障害が疑われる場合には適切な筋収縮を生じさせるためにパルス幅を大きくする必要があるが，痛みによって強度を上げられない場合もあるため，臨床的には対象者の痛みに応じて調節することが望ましい．

次に必要なことは周波数の決定である．1～10 pps（Pulse Per Second＝Hz）の周波数は単収縮を引き起こす．10～20 ppsでは一部加重が生じ，不完全な強縮（tetanic contraction）が生じる．20 pps以上では強縮が生じ，持続的な関節運動が生じる．さらに周波数を増やすと強縮が強まり関節トルクは増大することになるが，同時に筋疲労も増大させるため，長

時間の刺激では結果として関節トルクが低下してしまう．これは電気刺激による筋収縮では運動単位の動員が非選択的であり，空間的・時間的に固定されていることにより同一の運動単位（motor unit）を反復刺激するために生じる疲労と考えられている[33]．そのため，長時間にわたって筋収縮により生じる関節トルクを利用する FES トレーニングでは，周波数は 20〜35 pps に設定されている場合が多い．

次に重要になるのが，刺激部位と電極の選定である．表面電極にはさまざまな種類や大きさがある．電極直下の電流密度は電極の大きさの影響を受け，大きな電極は大きな筋を効率よく収縮させることに適しており，痛みを緩和することもできる．しかしながら，大きな電極は目的としない筋や神経を刺激してしまう恐れもあるため，刺激したい筋あるいは神経に合った電極を選択する必要がある．小さな電極は小さな筋や神経幹を刺激するのに適しているが，痛みを生じやすいという欠点がある．治療対象の面積と電流密度を考慮して，電極の大きさを決定する．

単一筋を刺激する場合，刺激部位は運動点（モーターポイント）に陰極を，筋腹に陽極を置き，筋の走行に沿って配置する．モーターポイントを外すと強度を上げても筋収縮が生じにくく，皮下の感覚神経が優位に興奮することから痛みを惹起しやすい．そのため，モーターポイントを事前に確認しておくことが肝要である．

▍1．下垂足に対する機能的電気刺激

下垂足の原因は，主に主動作筋である前脛骨筋や長・短腓骨筋の筋力低下か足関節底屈筋群の痙縮であり，多くは両者が混在している．筋力低下の原因は，脳損傷による一次的な中枢性の筋力低下と二次的な廃用性筋力低下が考えられる．FES による下垂足の改善に

ついては相反するエビデンスがあるが，主動作筋（前脛骨筋，長・短腓骨筋）の筋力低下が疑われる場合は，その作用メカニズムから一次的および二次的筋力低下に対して効果がある可能性がある．一方，痙縮が主たる原因の場合は，事前の歩行分析が重要になる．それは，単に麻痺肢の遊脚期の問題だけでなく，立脚後期や非麻痺側の立脚期の影響を受けるためである．それらを臨床的に判断するため，まずは安静座位で総腓骨神経に電気刺激を実施し，即時的に足関節底屈筋群の痙縮が軽減するか，さらには歩行に影響するかどうかを確認しておく．この時，H 波などの神経生理学的評価や modified Ashworth scale などの臨床的評価，画像による歩行分析といった客観的評価によって効果判定ができれば，より病態を明確化でき，有意義である．

先行研究[14,15]より，臨床的効果を出すためにはより長時間の介入が有効であると考えられる．しかし，通常の治療実施時間以外にも FES を実施する場合は，筋疲労による筋力低下やさまざまな日常生活活動（ADL：Activity of Daily Living）上での歩容の変化によって刺激が入らない場合があることに注意が必要である．つまり，日常生活上で FES を実施できる症例は，安全性の観点からおのずと歩行が自立している症例に限られてくる．もし歩行が自立していない症例に長時間の電気刺激による促通を図りたい場合は，短下肢装具や歩行補助具を併用することも有用である．

刺激パラメーターは患者の機能によって調節する．刺激部位に関して，総腓骨神経をより近位で刺激すれば足関節外反が強く出現しやすくなり，総腓骨神経が深腓骨神経と浅腓骨神経に分岐する部位で微調整すると前脛骨筋の収縮を優位に出現させることができるため，症例ごとに歩行時に適切な収縮形態になるよう部位を決定する．臨床的には，前脛骨筋が筋萎縮していることにより電気刺激を実

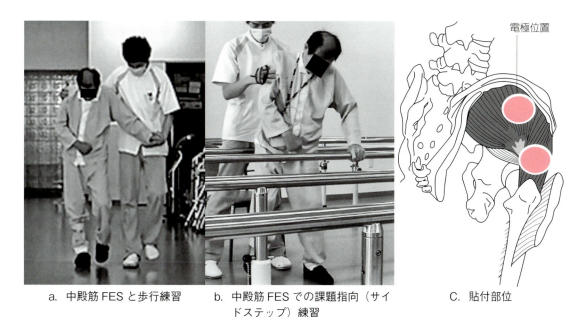

a. 中殿筋 FES と歩行練習　　b. 中殿筋 FES での課題指向（サイドステップ）練習　　c. 貼付部位

図5　中殿筋に対する機能的電気刺激（FES）
中殿筋のモーターポイントに電極を貼付し，随意運動介助型電気刺激を実施．介助歩行や課題指向型練習時に筋収縮に応じて電気刺激がなされる．ハンドスイッチ型 FES でも可能である．

施しても十分な足関節背屈トルクが得られない場合がある．その場合は，まず NMES により前脛骨筋の筋力強化を図るべきである．

2．中殿筋に対する機能的電気刺激

　脳卒中患者の非対称性歩行の問題点に，麻痺側立脚期の支持性低下がある．この支持性低下の原因の一つに，立脚初期から中期にかけての股関節外転モーメントの低下による骨盤帯の不安定性がある．これは，杖歩行と杖なし歩行を比較すると容易に観察できる現象である．
　この問題点に対して，主動作筋である中殿筋への FES が報告されている[34,35]．単純に歩行に併用するのみではなく，動的立位バランス練習などの課題指向型練習に併用することも有用である．この時，用いる機器はハンドスイッチにて刺激できる機器を選択する．もしくは，随意運動介助型電気刺激装置を利用して，対象者の筋電に応じてリアルタイムに刺激が入るようにする方法もある（**図5**）．

3．上肢に対する機能的電気刺激

　上肢に対する FES は，重症度によって適切な刺激方法を選択する方法がよいと筆者は考えている．重度運動障害の症例の場合，まずは痙縮や ROM 制限，筋萎縮といった二次的合併症を予防しつつ，可能なかぎり運動単位の増大を図る必要がある．この場合，急性期から予防的な介入として NMES のような受動的な電気刺激が適応となる．しかし，肩関節亜脱臼に対する電気刺激の研究でも明らかになっているように，受動的な電気刺激ではその効果に限界がある．そのため，可能なかぎり運動療法と併用させることが重要である．
　重度運動障害に対する個別の運動療法には両側性上肢運動（bilateral arm training）[36]や反復促通療法[37]，ロボット治療[38]があるが，それらに電気刺激を併用すると単独の介入よりも効果が高いとする報告がなされている．電気刺激は他の運動療法との親和性が高いのが長所でもある．前述したように，電気刺激が

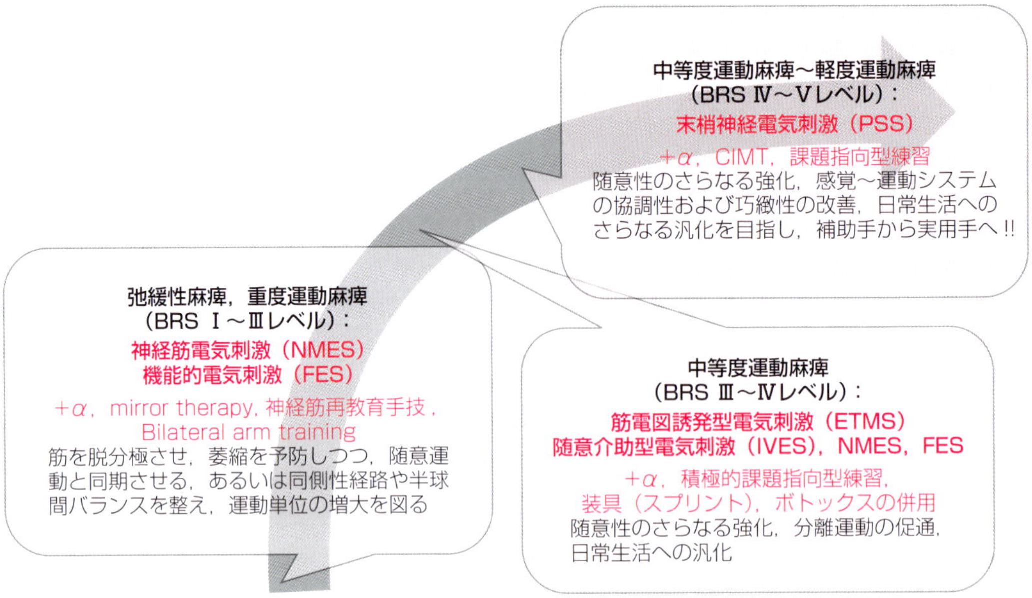

110 第2章 ニューロリハビリテーションにおける理学療法の役割

**中等度運動麻痺～軽度運動麻痺
（BRS Ⅳ～Ⅴレベル）：
末梢神経電気刺激（PSS）**

＋α，CIMT，課題指向型練習
随意性のさらなる強化，感覚～運動システム
の協調性および巧緻性の改善，日常生活への
さらなる汎化を目指し，補助手から実用手へ！！

**弛緩性麻痺，重度運動麻痺
（BRS Ⅰ～Ⅲレベル）：
神経筋電気刺激（NMES）
機能的電気刺激（FES）**

＋α，mirror therapy，神経筋再教育手技，
Bilateral arm training
筋を脱分極させ，萎縮を予防しつつ，随意運
動と同期させる，あるいは同側性経路や半球
間バランスを整え，運動単位の増大を図る

**中等度運動麻痺
（BRS Ⅲ～Ⅳレベル）：
筋電図誘発型電気刺激（ETMS）
随意介助型電気刺激（IVES），NMES，FES**

＋α，積極的課題指向型練習，
装具（スプリント），ボトックスの併用
随意性のさらなる強化，分離運動の促通，
日常生活への汎化

図6 上肢リハビリテーションにおける電気刺激療法の介入戦略
BRS：Brunnstrom Recovery Stage

主たる治療法ではなく，運動療法を補う，課題遂行を可能にする，あるいは患者の適切な神経活動を補うための補助的なツールとして用いることが重要である．

そのほか，運動麻痺の回復の手続きとして，運動イメージや運動観察を利用した介入方法が提案されている．Kojimaら[39]は，これらの運動イメージを活用した治療に電気刺激の感覚フィードバックを合わせるとより効果があるのではないかという仮説のもと，ミラーセラピーとETMSの併用治療の臨床研究を実施した．この研究ではミラーセラピー単独の効果か，電気刺激単独の効果かを明確にすることができなかったが，併用治療による介入は通常の理学療法よりも運動麻痺を改善させる可能性を示唆した．

中等度の運動麻痺を呈する患者に対しては，より随意制御能力を高めることが求められる．これらの症例には積極的な課題指向的練習が適応になるが，この課題指向型練習を実施する場合に，おのおのの患者に応じて足

りない機能を補うためのFESが活用できる．この時，電気刺激装置では適切な部位に適切なタイミングで刺激できるよう随意運動介助型電気刺激やハンドスイッチ型FESが有用である（**図5**）．

軽度運動麻痺に対しては，CI（Constraint Induced Movement Therapy）療法が強固なエビデンスとしてあげられる．CI療法は高反復の課題指向型練習，shaping，transfer packageなどの構成要素があるが，この課題指向型練習の学習効率を高める方法として末梢神経感覚電気刺激が活用できる．

以上，筆者が考える上肢運動障害に対する電気刺激の介入戦略について図示する（**図6**）．より重要なことは，刺激パラメーターは一様ではなく，治療目的や患者の病態や状況によって柔軟に調整することであり，明確な治療仮説を立てたうえで適切なアウトカムを用いて仮説検証的に実施していくことが肝要である．

Conclusion

　FES は主に脳卒中後運動障害に対して用いられ，1960 年代から現在までさまざまな治療様式や刺激装置が開発されている．1990 年代より経頭蓋磁気刺激や脳イメージング研究の発展により，電気刺激が中枢神経系に及ぼす影響が徐々に明らかになってきた．近年，FES は麻痺した筋に筋収縮を生じさせ動作を再建する目的のみならず，運動学習を促進するための感覚フィードバックとして活用されるようになってきている．電気刺激を臨床で有効活用するためには，基本的な電気生理を十分理解する必要がある．FES の適応に関するエビデンスは不足しており，適応を明確化させる基礎研究と臨床研究の両者のエビデンスの構築が重要である．

文　献

1）Sheffler LR, et al：Neuromuscular electrical stimulation in neurorehabilitation. *Muscle Nerve*　**35**：562-590, 2007

2）Liberson WT, et al：Functional electrotherapy：stimulation of the peroneal nerve synchronized with the swing phase of the gait of hemiplegic patients. *Arch Phys Med Rehabil*　**42**：101-105, 1961

3）Nascimento LR, et al：Cyclical electrical stimulation increases strength and improves activity after stroke：a systematic review. *J Physiother*　**60**：22-30, 2014

4）Meilink A, et al：Impact of EMG-triggered neuromuscular stimulation of the wrist and finger extensors of the paretic hand after stroke：a systematic review of the literature. *Clin Rehabil*　**22**：291-305, 2008

5）村岡慶裕，他：運動介助型電気刺激装置の開発と脳卒中片麻痺患者への使用経験．理学療法学　**31**：29-35, 2004

6）Knutson JS, et al：Contralaterally controlled functional electrical stimulation for upper extremity hemiplegia：an early-phase randomized clinical trial in subacute stroke patients. *Neurorehabil Neural Repair* **26**：239-246, 2012

7）Ferrante S, et al：Cycling induced by functional electrical stimulation improves the muscular strength and the motor control of individuals with post-acute stroke. *Eur J Phys Rehabil Med*　**44**：159-167, 2008

8）Nudo RJ, et al：Neural substrates for the effects of rehabilitative training on motor recovery after ischemic infarct. *Science*　**272**：1791-1794, 1996

9）Rushton DN：Functional electrical stimulation and rehabilitation--an hypothesis. *Med Eng Phys*　**25**：75-78, 2003

10）Khaslavskaia S, et al：Motor cortex excitability following repetitive electrical stimulation of the common peroneal nerve depends on the voluntary drive. *Exp Brain Res*　**162**：497-502, 2005

11）Thompson AK, et al：Spinal reflexes in ankle flexor and extensor muscles after chronic central nervous system lesions and functional electrical stimulation. *Neurorehabil Neural Repair*　**23**：133-142, 2009

12）Everaert DG, et al：Does functional electrical stimulation for foot drop strengthen corticospinal connections? *Neurorehabil Neural Repair*　**24**：168-177, 2010

13）Pomeroy VM, et al：Electrostimulation for promoting recovery of movement or functional ability after stroke. Cochrane Database Syst Rev CD003241, 2006

14）Kottink AI, et al：The orthotic effect of functional electrical stimulation on the improvement of walking in stroke patients with a dropped foot：a systematic review. *Artif Organs*　**28**：577-586, 2004

15）Kluding PM, et al：Foot drop stimulation versus ankle foot orthosis after stroke：30-week outcomes. *Stroke* **44**：1660-1669, 2013

16）Meilink A, et al：Impact of EMG-triggered neuromuscular stimulation of the wrist and finger extensors of the paretic hand after stroke：a systematic review of the literature. *Clin Rehabil*　**22**：291-305, 2008

17）Rosewilliam S, et al：Can surface neuromuscular electrical stimulation of the wrist and hand combined with routine therapy facilitate recovery of arm function in patients with stroke? *Arch Phys Med Rehabil*　**93**：1715-1721 e1711, 2012

18）Inobe J, et al：Effectiveness of finger-equipped electrode（FEE）-triggered electrical stimulation improving chronic stroke patients with severe hemiplegia. *Brain Inj*　**27**：114-119, 2013

19）Alon G, et al：Functional electrical stimulation（FES）may modify the poor prognosis of stroke survivors with severe motor loss of the upper extremity：a preliminary study. *Am J Phys Med Rehabil*　**87**：627-636, 2008

20) Riley JD, et al：Anatomy of stroke injury predicts gains from therapy. *Stroke* **42**：421-426, 2011

21) Paci M, et al：Glenohumeral subluxation in hemiplegia：An overview. *J Rehabil Res Dev* **42**：557-568, 2005

22) Baker LL, et al：Neuromuscular electrical stimulation of the muscles surrounding the shoulder. *Phys Ther* **66**：1930-1937, 1986

23) Faghri PD, et al：The effects of functional electrical stimulation on shoulder subluxation, arm function recovery, and shoulder pain in hemiplegic stroke patients. *Arch Phys Med Rehabil* **75**：73-79, 1994

24) Linn SL, et al：Prevention of shoulder subluxation after stroke with electrical stimulation. *Stroke* **30**：963-968, 1999

25) Shomoto K, et al：The effects of Neuro-Muscular Electrical Stimulation（NMES）on shoulder subluxation in flaccid hemiplegic patients. *Bull Health Sci Kobe* **19**：11-119, 2003

26) Zorowitz RD：Recovery patterns of shoulder subluxation after stroke：a six-month follow-up study. *Top Stroke Rehabil* **8**：1-9, 2001

27) Ikuno K, et al：Bilateral arm training combined with neuromusculer electrical stimulation in subacute to chronic stroke patients a case series. 2nd Japan-Korea NeuroRehabilitation Conference（Japan, February 16, 2013）

28) Kaelin-Lang A, et al：Modulation of human corticomotor excitability by somatosensory input. *J Physiol* **540**：623-633, 2002

29) Wu CW, et al：Enduring representational plasticity after somatosensory stimulation. *Neuroimage* **27**：872-884, 2005

30) Celnik P, et al：Somatosensory stimulation enhances the effects of training functional hand tasks in patients with chronic stroke. *Arch Phys Med Rehabil* **88**：1369-1376, 2007

31) Ikuno K, et al：Effects of peripheral sensory nerve stimulation plus task-oriented training on upper extremity function in patients with subacute stroke：a pilot randomized crossover trial. *Clin Rehabil* **26**：999-1009, 2012

32) Kawashima N, et al：Effect of intensive functional electrical stimulation therapy on upper-limb motor recovery after stroke：case study of a patient with chronic stroke. *Physiother Can* **65**：20-28, 2013

33) Bickel CS, et al：Motor unit recruitment during neuromuscular electrical stimulation：a critical appraisal. *Eur J Appl Physiol* **111**：2399-2407, 2011

34) Kim JH, et al：Functional electrical stimulation applied to gluteus medius and tibialis anterior corresponding gait cycle for stroke. *Gait Posture* **36**：65-67, 2012

35) 福井直樹，他：脳卒中後歩行障害に対するトレッドミルエクササイズ時の中殿筋への機能的電気刺激：一事例研究デザインによる予備的研究．理学療法科学 **29**：515-519, 2014

36) Kang N, et al：Motor recovery patterns in arm muscles：coupled bilateral training and neuromuscular stimulation. *J Neuroeng Rehabil* **11**：57, 2014

37) Shimodozono M, et al：Repetitive facilitative exercise under continuous electrical stimulation for severe arm impairment after sub-acute stroke：a randomized controlled pilot study. *Brain Inj* **28**：203-210, 2014

38) Hayward KS, et al：SMART Arm with outcome-triggered electrical stimulation：a pilot randomized clinical trial. *Top Stroke Rehabil* **20**：289-298, 2013

39) Kojima K, et al：Feasibility study of a combined treatment of electromyography-triggered neuromuscular stimulation and mirror therapy in stroke patients：a randomized crossover trial. *NeuroRehabilitation* **34**：235-244, 2014

40) Cameron MH, et al：Physical agents in rehabilitation：from research to practice, 4e. Saunders, USA, 2012.

6 筋電図バイオフィードバックを使った理学療法

工藤弘行[*1]

🔒 **Key Questions**

1. 筋電図バイオフィードバックのエビデンス
2. 筋電図バイオフィードバックの適応
3. 筋電図バイオフィードバックにおける介入戦略

筋電図バイオフィードバックのエビデンス

筋電図バイオフィードバック（EMGBF：Electromyographic Biofeedback）は「生体に起こる正常あるいは異常な現象を電子工学的装置により視覚信号や聴覚信号に変換して人に提示し，人がその信号をうまくコントロールすることにより，随意的操作ができない事象や意識することのできない事象を学習させる技法」[1]と定義されている．

1960年代から神経や筋の障害に対する，さまざまなEMGBF療法の報告がされており，当時からEMGBF療法は脳卒中後の片麻痺に対して神経筋再教育の補助として使用されている[2]．

『脳卒中治療ガイドライン2009』[3]では，歩行障害に対するリハビリテーションの項目において，筋電図バイオフォードバック療法について記載されている．具体的には，運動麻痺による下垂足に対する歩行改善効果が示さ

れており，グレードB（行うよう勧められる；**表1, 2**）という推奨度が比較的高い位置づけである[3]．

筋電図バイオフィードバック療法のうちランダム化比較試験（RCT：Randomized Controlled Trial）を行った主な報告には，脳卒中片麻痺に対する足関節背屈練習，筋骨格系の慢性疼痛に対する各筋のリラクセーション[4~7]，前十字靱帯（ACL：Anterior Cruciate Ligament）再建術後や半月板切除術後の大腿四頭筋セッティング練習[8,9]，失禁に対する骨盤底筋群の協調運動練習[10,11]などがあり，EMGBF療法の介入効果が示されている．

以下，これら対象疾患別に介入方法（頻度，期間）や結果についてまとめた．

Intisoら[6]は，脳卒中の下垂足に対して筋電図バイオフィードバック療法を毎日60分6カ月にわたって介入したところ，一般的な理学療法を行った場合に比べて歩行中の下垂足が有意に改善したと報告している．

整形外科分野においてDraperら[8]は，ACL再建術直後に問題となる大腿四頭筋の筋萎縮に対して，EMGBF療法を併用した筋力増強練習を行い，その効果について電気刺激療法

[*1]Hiroyuki Kudo/広島市立リハビリテーション病院リハビリテーション科

114 第2章 ニューロリハビリテーションにおける理学療法の役割

表1 脳卒中のエビデンスレベルに関する本委員会の分類 （文献3）より改変引用）

エビデンスのレベル	内　容
Ⅰa	ランダム化比較試験（RCT）のメタアナリシス（RCTの結果がほぼ一様）
Ⅰb	RCT
Ⅱa	よくデザインされた比較研究（非ランダム化）
Ⅱb	よくデザインされた準実験的研究
Ⅲ	よくデザインされた非実験的記述研究（比較・相関・症例研究）
Ⅳ	専門家の報告・意見・経験

　本分類は，英国 Royal College of Physicians が採用した National Clinical Guidelines for Stroke の分類
（1999）に準じ，Oxford Centre for Evidence-based Medicine の分類（2001）を一部取り入れたものである

表2 脳卒中の推奨グレードに関する本委員会の分類 （文献3）より改変引用）

推奨グレード	内　容
A	行うよう強く勧められる（Ⅰaまたは少なくとも1つ以上のレベルⅠbの結果[※]）
B	行うよう勧められる（少なくとも1つのレベルⅡ以上の結果）
C1	行うことを考慮してもよいが，十分な科学的根拠がない
C2	科学的根拠がないので，勧められない
D	行わないよう勧められる

[※]レベルⅠbの結果が1つ以上あっても，そのランダム化比較試験（RCT）の症例数が十分でなかった
り，論文が1つのみしか存在せず再検討がいずれ必要と委員会が判定した場合は，グレードをBと
する．なお，エビデンスレベル，推奨グレードの決定にあたって人種差，民族差の存在は考慮して
いない

を併用したものと比較検証している．介入頻度と期間は週3回，6週間であった．その結果，EMGBF療法群（EMGBFと等尺性筋収縮）は，電気刺激療法群（電気刺激と等尺性筋収縮）よりも大腿四頭筋等尺性収縮の最大トルクが有意に改善したと報告している．

　泌尿器科分野において Schwandner ら[10]は，加齢や分娩後の骨盤底筋群の筋力低下による失禁に対して EMGBF 療法と中周波電気刺激療法を併用した協調的な筋力増強練習を試みている．介入頻度は毎日2回（午前・午後各1回，午前は EMGBF，午後は中周波電気刺激），1回あたり20分間とし，6カ月間ホームエクササイズを行った．その結果，通常の電気刺激療法を併用した協調的な筋力増強練習に比べ，EMGBF 療法を追加した群ではクリーブランド臨床失禁スコア（CCS：Cleveland Clinic incontinence Score）が有意に改善し

たと報告されている．

　これら諸家の報告から EMGBF 療法の適応には，脳卒中の下垂足や ACL 再建術後の筋萎縮予防，過剰に筋収縮し慢性的に疼痛を生じている筋のリラクセーション，失禁に対する骨盤底筋群の筋力増強などがあり，適応範囲は比較的広いことがわかる．ほかの物理療法機器に比べた EMGBF 装置の特徴は，非侵襲的であることから安全性が高いことと，装置の作動原理が比較的簡便なことから随意的な筋の促通（抑制）が効果的に行えるところにあると思われる．物理療法機器の多くは，物理的刺激を装置から対象者の特定部位へ一方向的に与えるものであり，その点で対象者の意思に基づいた運動は必ずしも必要ではない．一方，EMGBF 装置は対象者からの随意的な筋の促通（抑制）情報（筋電位）を受けとり，ほかの媒体に変換した情報を対象者へ

表3 筋電図バイオフィードバック（EMGBF）療法の適応と要点 (文献 12) より引用)

促通練習	・末梢神経麻痺：徒手筋力テスト 1 以上で適応 ・神経・腱移行術後：肋間神経-筋皮神経吻合術後の呼吸運動との分離など ・骨関節疾患：廃用性筋萎縮の予防，筋力増強 ・中枢神経疾患：EMG-triggered neuromuscular electrical stimulation など ・排泄コントロール：骨盤底筋群，肛門括約筋など
抑制練習	・不随意運動：痙性斜頸，書痙など（心理的アプローチ，ブロック療法を含めた包括的リハビリテーション） ・中枢神経疾患：共同運動，同時収縮の抑制（促通練習に先立って実施） ・過誤神経支配：分離運動の再教育 ・疼痛：頭痛，慢性腰痛（muscle scanning） ・不眠症，不安神経症：生理的ストレス反応のセルフコントロール ・運動パフォーマンスの改善：スポーツ，音楽など

リアルタイムに提供することから，人と装置が双方向的に関わる特徴がある．このようにEMGBF 装置は，対象者の主体的な随意運動を補助するという特徴的な役割をもっており，ほかの物理療法機器とは多少異なる性質がある．

筋電図バイオフィードバックの適応

筋電図バイオフィードバックの代表的な適応は，末梢神経障害による運動麻痺，脳卒中のような中枢神経疾患による痙性麻痺，頭痛や腰痛のような慢性疼痛，加齢や分娩後の骨盤底筋群の筋力低下による排尿・排便障害などがある．また，長谷は EMGBF 療法の適応と要点についてまとめている[12]（**表3**）．

ここでは，EMGBF の基本的な活用方法と実践的な活用方法に分類して，適応について段階的に説明する．基本的な活用方法では，患者への適応判定を行うためのポイントを示す．実践的な活用方法では，持続的かつ効果的に介入する方法の一つとして運動学習理論に基づいた介入戦略の概要を示す．

▌1．基本的な活用方法

1）促通練習と抑制練習

EMGBF の基本的な目的は，対象筋の促通もしくは抑制の練習を促すことである．促通練習は，中枢神経や末梢神経の障害によって筋力低下や弛緩した筋に対して筋収縮を促す練習である．抑制練習は，慢性疼痛や脳卒中による痙性麻痺などのような過剰に筋収縮している筋に対して筋収縮の程度を抑える練習である．

2）認知機能の影響

促通練習と抑制練習を適切に行うには，患者にある程度の認知機能が備わっていることが必要である．実際の患者の使用感としては「筋収縮の程度やタイミングに同調してEMGBF 装置の光刺激や聴覚刺激が変わっている」という認識があることが望ましい．臨床場面において EMGBF 装置を用いた介入を検討する際には，患者が生体反応（筋放電，筋収縮）と EMGBF 装置の電子信号（光刺激，聴覚刺激）の同調について理解できるかが，EMGBF 介入の大きな鍵である．

▌2．実践的な活用方法

1）課題指向型トレーニング

脳血管疾患や神経筋疾患の後遺症により，運動麻痺や感覚麻痺を呈した患者が，発症前の日常生活動作（ADL：Activity of Daily Living）を再獲得するのは容易ではない．ADLの再獲得には，患者固有の環境に順応する運動スキルの上達が必要となる．この運動スキ

ルを効率的に上達させるには，運動学習理論に基づいた介入戦略を計画することがきわめて重要である．EMGBF療法の実践的な介入方法には，運動学習理論に基づいた課題指向型トレーニングが報告がされ始めている[13]．こうした課題指向型トレーニングの特徴は，運動課題が明確かつ具体的な目標があることと，運動課題がADLに直接的に結びつくよう段階的に構成されていることである．具体的な運動学習理論に基づいた介入戦略は，後述する実践例で紹介する．

2）高次脳機能障害や認知機能低下がある患者への適応

EMGBF療法には，課題に対する集中力や繰り返し練習して運動スキルを記憶し，再現する能力が必要である．そのため，患者に著しい注意障害や認知機能の低下がある場合，EMGBF療法の十分な効果は期待できない可能性がある．そうした臨床において，適応から外れるような患者に用いる場合には，セラピストが患者のモチベーションを維持させるよう適切に声をかけ，学習効率を高めるために課題難易度をうまく調整する工夫がきわめて重要である．

筋電図バイオフィードバック介入戦略

EMGBF療法を臨床場面で用いた結果，歩行やバランス機能に著しい改善が認められた2症例を以下に提示する．

1．頭部外傷により高次脳機能障害を呈した症例に対するEMGBF療法介入例[14]

1）症例

30歳前半の男性，交通事故にて頭部外傷を受傷，救急病院に入院し，3カ月で自宅退院となった．その時点では，高次脳機能障害はあるものの明らかな運動麻痺は認められな

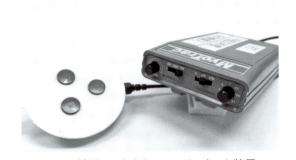

図1 筋電図バイオフィードバック装置
MyoTracTM，Thought Technology社製，約61 mm×112 mm×25 mm，約73 g

かった．その後，痙攣発作，頭部内感染症，脳室-腹腔（VP）シャント術など入退院を繰り返す過程で失調症状や左半身に痙性麻痺が出現し，リハビリテーション病院へ入院となった．

入院当時の歩行状態は，中等度の介助を要し，非麻痺側下肢の遊脚時に麻痺側中殿筋の収縮が得られず，非麻痺側に骨盤・体幹が傾斜する歩容であった．入院から1カ月間，一般的な理学療法を実施したが効果が認められなかったため，EMGBF療法を試すことにした．

2）介入内容

EMGBF療法は1日20～40分，理学療法全体としては80分を4週間行った．EMGBF装置はMyoTracTM（Thought Technology社製）を使用した（**図1**）．EMGBF療法は，主に階段昇降時や歩行における麻痺側立脚期の中殿筋に対して行い，筋電信号の大きさに比例して変化するビープ音とLEDによって聴覚・視覚的に筋収縮の状態をフィードバックした．LEDが緑色から橙色へ，ビープ音のテンポが断続音から連続音になる条件かつ静止して立位保持する条件を成功として教示した．具体的には，目標とする筋収縮が得られた場合に「そうです，この感じです．この感触を繰り返し再現しましょう」と言語教示した．EMGBF療法を行う課題は，課題難易度が易

しいものから難しいものになるよう3段階に分けた．第1段階は静止立位保持，第2段階はステップ練習，第3段階は歩行というように各関節運動の自由度が段階的に大きくなるよう目標課題の難易度を調整した．

3）まとめ

本症例は，4週間にわたって中殿筋の筋収縮をフィードバックすることで体幹側屈が軽減し，安定した歩行を再学習することができた．歩行時の体幹側屈角度は，介入から4週目で有意に減少している．また，体幹側屈角度の変動係数（標準偏差/平均値）は2週目で著明に減少していた（**図2**）．そのことから，比較的早い時期に歩行における非麻痺側足部離床時に麻痺側中殿筋の随意的な筋収縮と，そのタイミングを再学習したと思われる．

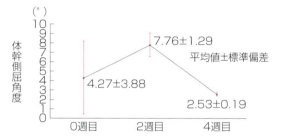

図2　体幹側屈角度の経時的変化（文献14）より引用）

2．多発神経炎による感覚失調性ニューロパチーを呈した症例に対するEMGBF療法介入例

1）症　例

70代の女性，多発神経炎による感覚失調性

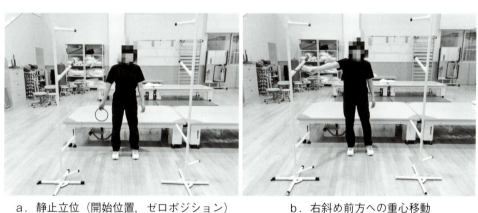

a．静止立位（開始位置，ゼロポジション）
b．右斜め前方への重心移動
c．足関節の底屈を伴う右斜め前方への重心移動
d．股関節と膝関節と足関節の協調運動を伴う右斜め前方への重心移動

図3　実際の介入の様子（輪投げリーチ立位バランス練習）
課題の難易度調整として，ポールの位置を静止立位で手を伸ばした長さの70〜80％の距離から開始し，課題の達成状況に応じて距離を伸ばした

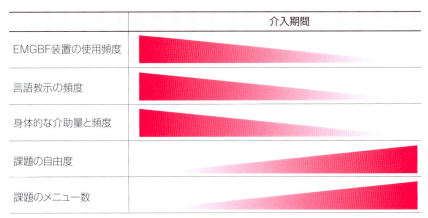

図4 課題難易度の調整イメージ

ニューロパチーを呈した．左手足の異常感覚を発症し，その後，右足もしびれるようになり歩行障害をきたした．多発神経炎の診断を受け，免疫グロブリン大量点滴静注療法（IVIg：Intravenous Immunoglobulin）を開始すると，しだいに末梢神経障害の進行が治まったので，他科で腫瘍摘出手術を優先的に受けて自宅退院した．その後も下肢の筋力低下と異常感覚が残存していたため，リハビリテーション目的で当院へ入院となった．

入院当初から感覚障害が残存しており，特に深部感覚障害が著明で，手袋・靴下型の範囲で出現していた．膝関節や足関節の関節位置覚は中等度鈍麻していた．自宅ではつたい歩きで移動し，歩行中の体幹動揺を抑えるため膝関節を過伸展させていた．入院当初から静止立位で体幹動揺が出現していたため転倒しないよう常に介助が必要な場合があった．

2）介入内容

EMGBF療法は1日20分，5～6回/週，2週間行った．介入方法や言語教示方法は症例1と同様に行った．EMGBF装置のセンサーを貼付する位置は，左下肢の大腿直筋とした．また，本症例においてもEMGBF療法を行う課題は，大きく3段階に分けた．第1段階は静止立位保持（反張膝とならないよう教示した），第2段階は股関節・膝関節・足関節の関

表4 Berg Balance Scaleの改善

	介入前（0週）	介入後（2週）
立ち上がり	3	4
立位保持	3	4
座位保持	4	4
着座	2	4
移乗	3	4
閉眼立位保持	0	4
閉脚立位保持	3	4
リーチ動作	3	3
床からの物拾い	1	3
後方振り向き	1	4
360°回転	1	4
段差踏み換え	0	3
tandem立位	2	3
片脚立位	1	1
合計（56点満点）	27	49

節運動が起こらない程度の前後左右への重心移動，第3段階は各関節運動が円滑に起こり，かつ転倒しない範囲で身体重心線が安定性限界の境界に最も近づくよう目標課題の難易度を調整した．実際の介入の様子と経時的に課題難易度の調整を行うイメージは，図3，4に示すとおりである．

3）まとめ

介入を2週間実施したところ，BBSが短期間に49点まで改善した（表4）．BBSの項目のうち，後方振り向きや360°回転，段差の踏み換え動作などの身体重心の移動が要求される動的立位バランスの項目において著しい改

善を認めた．このように短期間でバランスが改善した結果について考察すると，膝関節周囲筋の筋力増強による動的立位バランス向上というよりも，むしろ課題に最適化するように運動戦略を修正した影響のほうが大きいのではないかと思われる．

🔓 Conclusion

　EMGBF 療法は，『脳卒中ガイドライン 2009』では推奨されているが，一方でクリニカルガイドライン[15]やコクランレビュー[16]では，EMGBF 療法は推奨されておらず一定の介入効果はあるという表現にとどまっており，各ガイドラインやシステマティックレビューで EMGBF 療法に対する見解は分かれている．これらのガイドラインや文献レビューに用いられた EMGBF 療法の RCT 研究のうち，介入直後からフォローアップ時まで効果が長期間持続していた研究の特徴は，介入期間中のプロトコルが明確に記載されており，最終的に EMGBF 装置を使用せずに課題を達成できるようなプログラムの工夫が随所に施されていた．ここで紹介した EMGBF 療法を行った 2 症例のほかに課題の難易度調整が優れている Jonsdottir ら[17]の課題指向型 EMGBF 療法の介入方法は，臨床上非常に参考になる．

文　献

1) 筒井末春：バイオフィードバック療法の適応と課題．PT ジャーナル　**33**：81-86，1999
2) Andrews JM：Neuromuscular re-education of the hemiplegic with the aid of the electromyograph. *Arch Phys Ed Rehabil*　**45**：530, 1964
3) 篠原幸人，他（編）：脳卒中治療ガイドライン 2009．協和企画，2009，p vi
4) Flor H, et al：Comparison of the efficacy of electromyographic biofeedback, cognitive-behavioral therapy, and conservative medical interventions in the treatment of chronic musculoskeletal pain. *J Consult Clin Psychol*　**61**：653-658, 1993
5) Newton-John TR, et al：Cognitive-behavioural therapy versus EMG biofeedback in the treatment of chronic low back pain. *Behav Res Ther*　**33**：691-697, 1995
6) Intiso D, et al：Rehabilitation of walking with electromyographic biofeedback in foot-drop after stroke. *Stroke*　**25**：1189-1192, 1994
7) Moreland JD, et al：Electromyographic biofeedback to improve lower extremity function after stroke：a meta-analysis. *Arch Phys Med Rehabil*　**79**：134-140, 1998
8) Draper V, et al：Electrical stimulation versus electromyographic biofeedback in the recovery of quadriceps femoris muscle function following anterior cruciate ligament surgery. *Phys Ther*　**71**：455-461, 1991
9) Akkaya N, et al：Efficacy of electromyographic biofeedback and electrical stimulation following arthroscopic partial meniscectomy：a randomized controlled trial. *Clin Rehabil*　**26**：224-236, 2012
10) Schwandner T, et al：Triple-target treatment versus low-frequency electrostimulation for anal incontinence：a randomized, controlled trial. *Dtsch Arztebl Int*　**108**：653-660, 2011
11) Pourmomeny AA, et al：Comparing the efficacy of biofeedback and balloon-assisted training in the treatment of dyssynergic defecation. *Can J Gastroenterol*　**25**：89-92, 2011
12) 長谷公隆：筋電図バイオフィードバック療法．総合リハ　**32**：1167-1173，2004
13) Jonsdottir J, et al：Concepts of motor learning applied to a rehabilitation protocol using biofeedback to improve gait in a chronic stroke patient：an A-B system study with multiple gait analyses. *Neurorehabil Neural Repair*　**21**：190-194, 2007
14) 工藤弘行，他：麻痺側中殿筋に対するバイオフィードバック療法により歩行能力が改善した頭部外傷患者の症例研究．理学療法の臨床と研究　**19**：45-48，2010
15) Clinical Evidence：BMJ Publishing Group.（http://clinicalevidence.bmj.com/ceweb/about/guide.jsp.）2016 年 2 月 1 日閲覧
16) Woodford H, et al：EMG biofeedback for the recovery of motor function after stroke. *Cochrane Database Syst Rev*　**18**：CD004585, 2007

17) Jonsdottir J, et al：Task-oriented biofeedback to improve gait in individuals with chronic stroke：motor learning approach. *Neurorehabil Neural Repair* **24**：478-485, 2010

7 ロボティクス・リハビリテーションを用いた理学療法の考え方

大畑光司[*1]

🔒 Key Questions

1. ロボットリハビリテーションの基本概念は
2. リハビリテーションロボットのエビデンスは
3. リハビリテーションロボットの今後は

はじめに

脳卒中，脊髄損傷，脳性麻痺などのさまざまな疾患によって歩行機能は障害される．このため歩行機能の再建は，運動機能障害の改善を志向する理学療法の重点目標の一つである．特に重篤な中枢神経疾患などでは，歩行機能が日常生活を左右する決定的な因子となるが，歩行能力が失われている場合には，その改善が容易ではない．なぜなら，歩行を行うことが技術的にも体力的にも制限された患者において，その練習を行うことには限界があるからである．従来は，杖，装具や歩行器など，歩行補助器具を用いたさまざまな工夫により，この課題を達成しようと試みられてきたが，近年，この分野においてさまざまな技術革新が行われようとしている．

そのうち，最も期待されている取り組みとしてロボット技術の導入があげられる．脳卒中後片麻痺患者の歩行再建を目的とし，ロボット技術の利用したトレーニング，Robot

Assist Gait Training（RAGT）が提案されている．このような技術の開発は，工学関係者にとっては「ロボットと人の共生（human-robot collaboration）」という枠組みの創設に関わり，医療関係者にとっては「新たなリハビリテーションの可能性を追求」することにつながる．しかし，現状ではさまざまな機器の開発コンセプトについての明確な概念が整理されているとはいえない．本稿の目的は，ロボットを用いたリハビリテーションにおける可能性と現状の課題を整理し，今後の発展に寄与することにある．

中枢神経疾患に置けるトレーニング量の問題

中枢神経疾患，特に脳卒中後片麻痺患者のリハビリテーションにおいて，必要とされる重要な要因としてトレーニング量（dose）があげられる．日本脳卒中学会ガイドライン2015[1]では，「下肢訓練の量を多くすることは，歩行能力の改善のために強く勧められる」とされ，下肢訓練の量の増加はグレードA（強く薦められる）として推奨されている．こ

[*1]Koji Ohata/京都大学大学院医学研究科人間健康科学専攻

のガイドラインのもとになった研究としては，歩行訓練のような下肢訓練を30分追加すると歩行能力の改善が大きい[2]とする結果などが引用されている．また，このほかにも下肢訓練時間と歩行能力の回復の程度が相関する[3]という報告もなされている．つまり，現時点のリハビリテーション医療において，このようなトレーニング量の問題は中枢神経疾患の機能改善に対して大きな影響を与える因子であるとみなされている．リハビリテーションの効果にトレーニング量が重要となる理由としては，脳損傷者に対するリハビリテーションの基本概念である「使用依存性の回復（use-dependent recovery）」が関与している．Nudoら[4]はリスザルの運動野に損傷を加え，その後の介入による変化を調べた．その結果，トレーニングを行った場合には損傷された脳領域の機能を残存した領域が代償するが，トレーニングを行わなかった場合には関連する脳領域が縮小することが示された．このような結果から，中枢神経疾患患者に対するリハビリテーションにおいて関連機能の使用が機能回復を促進する，いわゆる「使用依存性の回復」という考え方が提唱されるに至った．現在，このような考え方は運動機能の回復に対するリハビリテーションの神経学的な基礎をなしている．

リハビリテーションロボットの特徴

前述のとおり，使用依存性の回復を促すためのリハビリテーションとしては，高頻度で集中的リハビリテーションが求められる．しかし，多くの運動障害を抱える対象者において体力的な問題や運動そのものを行うことができないというような制約のため，反復練習を行う頻度は制限される．したがって，通常のリハビリテーションの効果は限定的となる

場合が多い．それに対して，障害された運動をロボットによりアシストすることで，反復頻度を増加させることができ，効果的なリハビリテーションが行えるのではないかと考えられるようになってきた．

このような考え方に基づいて，さまざまなリハビリテーションロボットの開発が行われてきた．現在までに，上肢動作補助ロボットや歩行補助ロボットなど，さまざまな機器が提案されている．理学療法に関わりの深い「歩行」を支援するロボットは，大きく2つのタイプに分けられる[5]．一方はエンドエフェクタータイプ（end-effector type）と呼ばれ，下肢の末端（多くは足部）をペダルなどによりサポートするタイプである．最も知られた機器としてはGait Trainer®（Reha-Stim社）やLokoHelp®（Woodway社）などがある．基本的にはトレッドミル上でハーネスを用いて体重を免荷し，ペダル上のエンドエフェクターを足部に取り付けてアシストし歩行運動を行わせる機器である（図1）．もう一方は，外骨格タイプ（exoskeleton type）と呼ばれ，Lokomat®（Hocoma社）がこれに相当する．下肢の各関節の動きをロボットが決められた対称的で生理的な動きに修正しながら歩行トレーニングが行える（図2）．エンドエフェクタータイプも，外骨格タイプも，多くはトレッドミル上で体重免荷を行いながら行われる機器が多い．さらに，わが国ではウェアラブル（wearable）な歩行トレーニング装置として外骨格タイプの歩行アシスト（本田技研工業）などがあり，トレッドミルを使わない平地歩行でのトレーニングが可能となっている（図3）．

リハビリテーションロボットの問題

上肢に対するリハビリテーションロボット

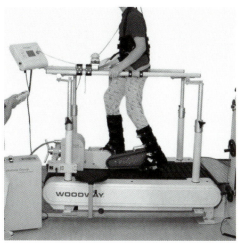 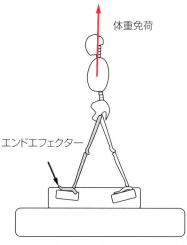

a．LokoHelp® "Pedago"（woodway社）　　b．エンドエフェクタータイプの概要

図1　エンドエフェクター型歩行補助装置

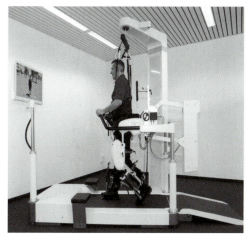 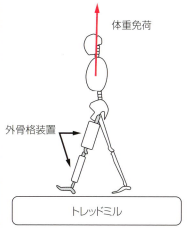

a．Lokomat®（Hocoma社）　　　　　　b．外骨格タイプの概要

図2　外骨格型歩行補助装置

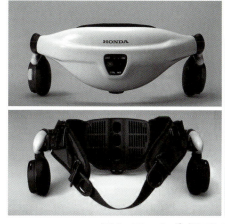 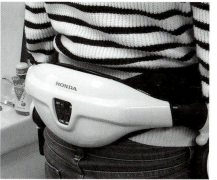

図3　Honda歩行アシスト®（本田技研工業）

の効果については，集中的なリハビリテーションと同様な効果を示すとされているが[6]，歩行に対するリハビリテーションロボットの効果は，現時点では明確であるとはいえない[7,8]．Hornbyら[7]は，代表的なリハビリテーションロボットであるLocomat®を用いて，ロボットによるアシストを受けたトレーニングとセラピストがアシストを行った場合のトレーニングの効果を比較している．結果として，歩行速度の改善の程度はセラピストのアシストによるトレーニングのほうが上回ることが示された．同様な結果はHidlerら[8]の研究においても報告されている．

さらに，リハビリテーションロボットの効果について調べられた系統的総説も，脳卒中後片麻痺患者や頭部外傷，脊髄損傷などに対する効果は明確に示されていないとしている[5]．RAGTは，より多くのステップを行わせることができることや，より対称的な運動を誘導できることなどから，通常のリハビリテーションより高い効果が期待され，歩行機能改善を促せる手段となると予想されていた[8]．しかし，実際には十分な結果が得られないとする報告が多く，その理由としてはロボットにより誘導される運動が実際の歩行時とは異なることや，歩行中の下肢の運動学的な軌跡が一定となるため，誤差学習を行うことができないことなどが指摘されている[8]．

リハビリテーションロボットの矛盾

ロボット技術が発展し，より実際の運動と類似した運動を患者に行わせることができるようになったとしても，果たしてそれだけで歩行機能の改善が得られるのだろうか．筆者は，ロボットによるアシストが効果的とならない最大の理由が単に技術的な要素だけではなく，ロボットを用いたリハビリテーション

と機能改善を促す運動学習の原則に本質的な矛盾が存在することにあるのではないかと考えている．例えば，運動機能の前提となる脳の活動強度は，自発的な目標運動の時のみ増加し，他動的な運動や単なる反復的自動運動では変化しないことが知られている．Perezら[9]は，学習者に足関節のペダリングによる目標軌道追従課題（ペダルの動きによってカーソルを動かし，目標軌道を追従させる学習課題）を行わせた．彼らは運動課題条件として，①目標軌道に沿わせて自発的に行わせた場合，②目標軌道に沿わせて他動的に行わせた場合（機械が自動的に追従するのを足関節で感じるのみの課題），③目標軌道と無関係に自発的に反復させた場合の3条件に分けて，その前後の追従誤差の成績と大脳皮質の興奮水準の変化を比較している．結果的に追従誤差の減少と大脳皮質の興奮性の増大を示したのは，①目標軌道に沿わせて自発的に行わせた条件の運動のみであり，その他の条件では変化がみられなかったとしている．このような結果は，自発的な運動企画，実施，結果のフィードバックが組み合わされる条件でのみ，脳機能の賦活が起こることを示している．ロボットを用いたリハビリテーショントレーニングにおいても問題となるのは，外見上は適切な運動が行われているようにみえたとしても，他動的な運動となってしまうために運動学習の前提となる脳機能の興奮水準の変化を引き起こすことができない可能性が考えられる．Nude[10]は，自ら提唱した「使用依存性の回復」という概念は，厳密に述べると「学習依存性の回復」であるとしている．リハビリテーションロボットが単に外見上の運動を適切にできるだけでは，脳の機能に影響を与えることはできないことが予想される．

そもそも，ロボットとは自律的な制御のもとに操作が行われる機器の総称であり，リハビリテーションに用いられるロボットもこの

表1　リハビリテーションロボットのジレンマ

	ロボットによる運動制御	本人による運動制御
頻度	高頻度	低頻度
強度	低強度	高強度
難易度	低難易度	高難易度
運動支援効果（装着効果）	高い	低い
学習効果（治療効果）	低い	高い

範疇に含まれる．しかし，歩行機能改善に必要な運動学習は，対象者が自ら運動の制御を学ぶ過程を意味している．もし，ある運動を達成するための制御をすべてロボットが行ったとすれば，学習者は制御を学ぶ機会が失われてしまうことになる．つまり，ある運動においてロボットによる制御の影響が大きければ，人にかかる負担が少ないために高頻度の反復練習が可能になる．さらに，その運動の強度や難易度を下げることになり，運動能力が低くても目標とする運動を達成できるだろう．したがって，装着によって学習者の能力を向上させることができることになる．しかし，その効果が高ければ高いほど，本人の運動学習効果が失われることになる可能性がある（**表1**）．以上のようにRAGTは，運動学習と運動支援のジレンマを常に抱えていることになると考えられる．

リハビリテーションロボットに対するシステム理論に基づく仮説

　前述のジレンマに対して，適切に歩行のアシストを行うためには，どのように考えるべきであろうか．その道筋を整理するために，2つの視点から適正なアシストを考えてみたい．一つは，人の行う運動制御は特定の運動に単一の運動プログラムが対応するような直列型の制御ではなく，関連する複数のシステムによる同時並列制御が行われているというのではないかという視点である．いわゆる動的システム理論（dynamical system theory）といわれるこの考え方によれば，歩行という運動はバランスを維持するための動的な姿勢制御システム，歩行のリズムを発生するシステム，視覚流動を認識するシステムなど多くのシステムの組み合わせにより形成されていると考えられる[11]．例えば，なんらかの障害が生じて歩行困難となった場合，歩行に関連するシステムがすべて問題となっているのではなく，部分的なシステムの不調が起こっている状態であるとみなすことになる．しかし，部分的なシステムであったとしても，それが歩行運動の破綻につながるとすると，歩行運動自体が行えない．その状態が続く結果として，歩行に関連するすべてのシステムが機能低下を引き起こすことになるだろう．もし，リハビリテーションロボットにより，失われた部分的なシステムの機能を代替することができれば，歩行運動全体の破綻を防ぎ，運動学習に必要な学習のためのレディネスを形成することができることになる（**図4**）．

　したがって，ロボットによるアシストはすべての運動システムをコントロールすることを目指すのではなく，疾患に応じて問題となりやすいシステムのみを代替するように開発する必要がある．このためには，疾患特有の歩行の問題を知り，損傷されたシステムが何かということについて明確にすることが求められる．

リハビリテーションロボットに基づく運動学習についての仮説

　損傷されたシステムをロボットが代替し続けるのであれば，そのシステムに対する学習効果は得られない．そこで，もう一つの視点としては適切なアシストによる十分な反復が

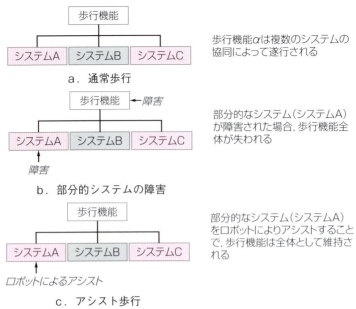

図4 リハビリテーションロボットの矛盾

運動学習を引き起こす可能性について論述してみる．

ロボットアシストが引き起こす可塑的変化の機序について，Reinkensmeyer[12]はマルコフ過程を用いた計算モデルで説明している（**図5**）．例えば，ある運動が行われれば，それに伴って一定の感覚情報が生じる．不適切な運動（abnormal motor output：異常運動出力）が行われた時には，理想的な運動によって得られる感覚情報ではなく，不適切な運動に伴って生じる感覚（abnormal sensor input：異常感覚入力）を経験する．そのような運動が繰り返されれば，Hebbの法則に基づき，異常な運動出力と感覚入力との結びつきが強まる．言い換えると，運動の習熟に伴って異常感覚入力を基準にして制御することを学ぶことになり，異常運動出力が定着する結果につながる．その例として，**図6**は過剰な背屈位で固定されたプラスチック装具を用いて歩行を行っていた脳卒中後片麻痺者の筋電図を示している．過背屈の装具は，下腿三頭筋の過活動を抑制するために作成されたが，足関節の運動を抑制するため，膝関節が過剰に屈曲する不自然な歩き方を呈していた（**図6a**）．これに対して足関節の運動が行える足継ぎ手が付いた底屈制動装具に変更したところ，歩き方を変化させるのでなく，過背屈での不自然な歩行を続けるために，前脛骨筋を過剰に働かせて自ら過背屈位を保とうとした（**図6b**）．このことは足関節の筋活動の制御が可能であるにもかかわらず，過背屈で習熟した歩行のパターンに戻ろうとする性質があることを示しており，異常な運動出力と感覚入力が学習された一例である．

このような異常な運動-感覚の関連性を，ロボットのアシストが働くことにより適切な運動に修正したとする．この場合，例え本人が動かしたものではなく，ロボットによって形成された運動であったとしても，少なくても正しい感覚が反復されることになる．そのような経験の反復は，正しい運動と感覚の結びつきを強める結果となり，適切な感覚を基準として適切な運動制御を行うことになる．以上のことは，障害された運動制御に対して

7 ロボティクス・リハビリテーションを用いた理学療法の考え方　127

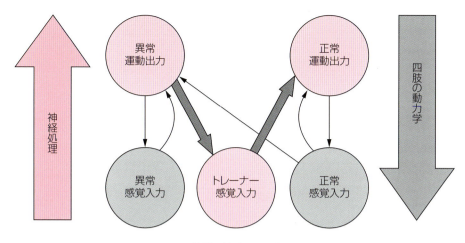

図5　ロボットアシストの計算モデル（文献12）より引用）

神経学的損傷に伴い，異常な運動出力が生じた場合，その出力の結果は通常とはことなる感覚を引き起こすことになる．その反復によって，異常な運動と感覚の連関が強められる（右側）．ロボットの役割は，トレーナー（中央）として運動を矯正することで正常な運動と感覚の連関を反復させることである

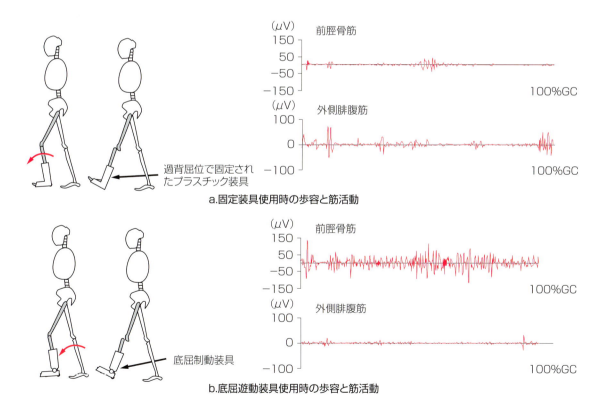

図6　過背屈位固定に習熟した対象者の歩行筋電図

aは過背屈位で固定されたプラスチック装具で習熟している場合の歩容と歩行筋活動．装具固定のために膝関節屈曲位での歩行を余儀なくされる．この時，前脛骨筋の筋活動はほとんどみられない．bは足関節底屈制動装具に変更した直後の歩容と歩行筋活動．装具は底屈方向に動くようになっているにもかかわらず，歩行の変化はみられない．前脛骨筋は，プラスチック装具装着時の不適切な歩容（しかし習熟した歩容）に戻るために強い活動を示している

適切な運動を繰り返すことによる運動改善効果を生じさせる可能性を示唆している．

Reinkensmeyer ら[12]は，この計算モデルを用いて至適なアシストを行った場合とアシストを行わない場合，または完全に支援した場合で比較した．得られた結果から，歩行支援機器をはじめとしたロボットリハビリテーションにより，盲目的に運動のすべてを補助するような支援は効果的ではないことを指摘している．つまり，トレーニングにおける至適負荷のようにロボットによる至適アシストが存在すると考えられる．

ロボットの導入とセラピストの役割

以上のように，リハビリテーションロボットは，単に装着して効果を発揮するというよりも，運動学習の方向性を定め，運動学習の原則に見合った反復学習を行えているかを吟味して進める必要があるだろう．したがって，リハビリテーションロボットが十分な効果を発揮するためには，セラピストの役割がより重要となると予想される．

適切にロボットを用いるためにセラピストが習得するべき技能は，適切な運動評価とロボットの選択，トレーニングの立案とアシスト量の調整，さらに動機づけやガイドなどのコーチング能力など多岐にわたる．具体的には，対象者の多種多様な障害特性に応じたアシストを選択し，装着することにより効果が得られるだけでなく，十分な学習効果を発揮させるアシスト量を決定する必要がある．また，変化する対象者の運動能力に応じて，運動介入が適切な難易度になるように随時調整が行われなければならない．同時にロボットを使用していたとしても，対象者との対話を継続して行うことで，運動学習に対する動機づけ，注意の方向，運動の理解や効果の自覚などを適切にガイドし，その効果を高める工夫が求められる．以上のような要素は，どんなにロボット技術が進歩してもセラピストが欠かせない理由であると同時に，セラピストの技術的差異が際立つ部分でもある．ロボットの導入はリハビリテーション効果に対して大きな期待を抱かせる分野であるが，この分野を確立するためにも，セラピスト自身の技術革新が急務であると考える．

Conclusion

歩行再建にロボットを用いるトレーニングを RAGT といい，高頻度の反復運動により高い運動機能回復を目指す．しかし，RAGT のエビデンスは，いまだ確立されているとはいえない．今後，運動学習に効果的にリハビリテーションロボットを用いる方策の確立に寄与する研究が求められる．

文　献

1）日本脳卒中学会脳卒中ガイドライン委員会（編）：脳卒中治療ガイドライン 2015．協和企画，2015，pp288-291

2）Kwakkel G, et al：Intensity of leg and arm training after primary middle-cerebral-artery stroke：a randomised trial. *Lancet* **354**：191-196, 1999

3）Richards CL, et al：Task-specific physical therapy for optimization of gait recovery in acute stroke patients. *Arch Phys Med Rehabil* **74**：612-620, 1993

4）Nudo RJ, et al：Role of adaptive plasticity in recovery of function after damage to motor cortex. *Muscle Nerve* **24**：1000-1019, 2001

5）Schwartz I, et al：Robotic-assisted gait training in neurological patients：who may benefit? *Ann Biomed Eng* **43**：1260-1269, 2015

6）Norouzi-Gheidari N, et al：Effects of robot-assisted therapy on stroke rehabilitation in upper limbs：systematic review and meta-analysis of the literature. *J Rehabil Res Dev* **49**：479-496, 2012

7）Hornby TG, et al：Enhanced gait-related improvements after therapist- versus robotic-assisted locomotor training in subjects with chronic stroke：a randomized controlled study. *Stroke* **39**：1786-1792, 2008

8）Hidler J, et al：Multicenter randomized clinical trial evaluating the effectiveness of the Lokomat in subacute stroke. *Neurorehabil Neural Repair* **23**：5-13, 2009

9）Perez MA, et al：Motor skill training induces changes in the excitability of the leg cortical area in healthy humans. *Exp Brain Res* **159**：197-205, 2004

10）Nudo RJ：Plasticity. *NeuroRx* **3**：420-427, 2006

11）Heriza CB：Implications of a dynamical systems approach to understanding infant kicking behavior. *Phys Ther* **71**：222-235, 1991

12）Reinkensmeyer DJ, et al：Robotics, motor learning, and neurologic recovery. *Annu Rev Biomed Eng* **6**：497-525, 2004

8 脳血管障害後疼痛のニューロリハビリテーション

西上智彦[*1]　壬生　彰[*2]

🔒 *Key Questions*

1. 脳血管障害後疼痛とは
2. 肩手症候群とは
3. ニューロリハビリテーションのエビデンスは
4. ニューロリハビリテーションの実際とは

はじめに

　脳血管障害後に障害側の上下肢に痛みを訴える頻度は約20〜70%と比較的多いが，脳血管障害後の疼痛に対する評価や治療については不明な点が多い．これは脳血管障害後のリハビリテーションにおいて，運動麻痺や高次脳機能障害などが治療対象として優先され，痛みが治療対象として着目されなかったからかもしれない．本稿では，脳血管障害後の痛みの概要，メカニズムを述べ，さらに評価，ニューロリハビリテーションについて概説する．

脳血管障害後の痛みの概要

　脳血管障害後の痛みは末梢性の痛みと中枢性の痛みに分けられる（**図1**）．末梢性の痛み

として障害側の不動が原因で生じる痛みや肩関節痛などがある．中枢痛（central pain）は神経障害性疼痛の一つと分類され，視床・脳幹・大脳皮質の障害が原因となる．さらに，末梢性と中枢性の要因で生じる肩手症候群がある．

脳血管障害後疼痛の概要

1. 定　義

　中枢痛とは国際疼痛学会（IASP：International Association for the Study of Pain）による分類では「中枢神経の病巣・機能障害を根幹的な契機・原因として疼痛をきたすもの」として定義される．このうち，脳血管障害によって視床・脳幹・皮質下白質および大脳皮質の障害による慢性痛を脳血管障害後疼痛（CPSP：Central Post Stroke Pain）として定義される．

2. 発症頻度，発症時期

　CPSP の有病率は発症1カ月後では4.8%，6カ月後では6.5%，12カ月後では8.4%と

[*1]Tomohiko Nishigami/甲南女子大学看護リハビリテーション学部理学療法学科
[*2]Akira Mibu/田辺整形外科上本町クリニックリハビリテーション科

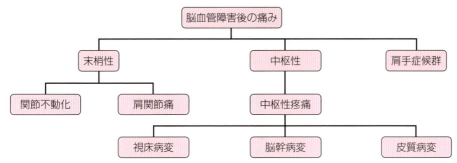

図1 脳血管障害後の痛みの分類 (文献1)より改変引用)

報告されている[2]．CPSP の特徴の一つとして脳血管障害発症後から CPSP が出現するまでに遅延が生じることがあげられる．Bowsher[2] は脳血管障害から CPSP 発症までの期間は平均 6.2 カ月であり，Andersen ら[3]は CPSP 発症までの期間は 1 カ月以内が 63％，1～6 カ月，6～12 カ月がそれぞれ 19％と報告している．このように，6 カ月以降に発症することが多いことも治療対象として認知されてこなかった要因かもしれない．

3．部位・部位による症状の違い

CPSP の責任病床として，脳幹病変は 30％，視床病変は 22％，視床以外のテント上病変は 22％，病巣不明は 15％であり[4]，CPSP に関する痛み中枢はいまだわかっていない．視床痛は病巣のサイズが 10 mm 前後で出現しやすく，20 mm 以上では発症の頻度が低下するという特徴をもつ．特に，視床後外側腹核の障害では耐えがたい自発痛を認めることが多い．病変が視床であっても，視床以外であっても CPSP の症状や重症度に差がない[5]．

4．臨床症状

CPSP の臨床症状は末梢性・中枢性神経障害性疼痛に類似している．痛みの強度は 10 段階中で 3～6 程度であることが多い．自発痛は外的要因（気温，特に寒冷），内的要因（ストレスなど）によって増加する．自発痛の性質は「焼けるような」「針で刺したような」「固まっているような」で，間欠的な痛みでは「引き裂かれたような」「撃たれたような」といったものがある．痛みの範囲は局所的なものから麻痺側半身に及ぶものまである．温度覚障害・痛覚障害は 90％以上に認められ，触覚障害，振動覚障害の頻度は少ない．アロディニア（触る・なでるといった通常では痛みを生じさせない刺激でも痛みが生じること）を惹起する刺激としては触覚刺激が 52％，温度刺激時が 19.5％である[6]．特に寒冷刺激によるアロディニアは CPSP に特徴的な症状である．CPSP の症状は 85％程度で持続し，治療に難渋し，人生の質（QOL：Quality of Life）を低下させる．

5．脳血管障害後疼痛の発症メカニズム

CPSP の発症要因についてはいまだ不明な点が多く，諸説が報告されている[7]（**図 2**）．

1）脱抑制

①視床外側部の障害あるいは視床外側部に投射している脊髄視床路の障害によって，視床内側部が脱抑制される．

②島の温度感覚受容に投射している冷感を伝導する脊髄視床路が障害を受けると，内側系（視床内側部・前帯状回など）が脱抑制される．

2）脊髄視床路の機能変化

脊髄視床路が障害を受けると脊髄視床路の

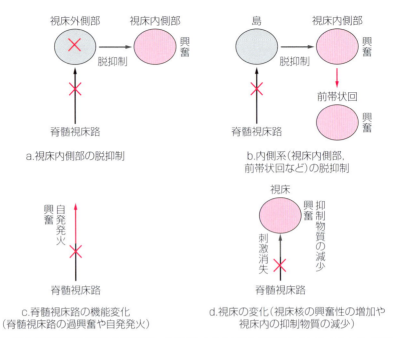

図2 脳血管障害後疼痛（CPSP）の発症メカニズムの諸説（文献1）より改変引用）

過興奮や自発発火が認められるようになる．

3）視床の変化

脊髄視床路からの興奮性の刺激が消失することによって，視床核の興奮性の増加や視床内の抑制物質の減少などの視床の変化が認められる．

6．診　断

画像所見のみでCPSPかどうかの診断は困難である．障害部位に一致した部分に痛みが生じていること，痛みが出現する前に脳血管障害が発症していること，画像所見によって痛みの部位に一致した障害が確認できること，感覚過敏あるいは感覚鈍麻があること，痛みを引き起こすほかの侵害受容性，末梢性・中枢性神経障害性疼痛がないことを総合してCPSPと診断する．

7．痛みの評価

痛みの評価は量的評価と質的評価に分けられる．量的評価は感じる痛みの強度を表しているが，同じ強度でも感じている痛みの性質は異なることから質的評価も必要である．一方で，脳卒中後ではコミュニケーション障害があり痛みを訴えることができない，あるいは訴えても医療者側が読み取ることができない場合もある．このような症例の痛みの評価は表情，姿勢や動作などで推察していく必要がある．

1）痛みの強度の評価

NRS（Numerical Rating Scale）は，「痛みがまったくない」を0，「今まで経験した中で最も痛く耐えがたい痛み」を10と説明し，選択した数値を口頭にて返答してもらい評価する．

2）痛みの性質の評価

マクギル疼痛質問表（MPQ：McGill Pain Questionnaire）は，主観的な痛みを客観的に評価するために開発された質問表である．1〜20群に分類され，痛みを表現する言葉，「ずきずきする」「ビーンと走るような」「熱い」などの痛みを表す計78個の形容詞がある．1〜10群には痛みの感覚的表現，11〜15群には痛みの感覚的表現，16群に痛みの評価的表

現，17〜20群にはその他の痛みに関する表現が含まれる．

8．治　療

経頭蓋磁気刺激法（TMS：Transcranial Magnetic Stimulation）はコイルに電流を瞬間的に流すことによって電磁誘導を発生させて，大脳皮質に誘気電流を起こし，非侵襲的かつ局所的に大脳皮質ニューロンを刺激する方法である．CPSPに対して，疼痛部位に相当する一次運動野を刺激する反復経頭蓋磁気刺激法（rTMS：repetitive Transcranial Magnetic Stimulation）の有効性は50％以上で認められている．rTMSの効果機序については不明な点が多いが，除痛良好群は不良群と比較して，運動障害が軽度であることや障害側の皮質脊髄路と視床皮質路の描出率が高いことが報告されている．さらに，rTMSによる除痛効果は運動線維，感覚線維が保たれていることが重要である[8]．

視床の特定部位を電気凝固する破壊術は効果が不十分であることが多い．また，脳深部電気刺激療法も効果は不定である．rTMSで除痛効果が認められる症例に対しては，全身麻酔下に前頭・頭頂部を開頭し，中心溝付近に電極を埋め込み刺激を行う硬膜外運動皮質刺激（EMCS：Epidural Motor Cortex Stimulation）が有効である可能性が高い．

肩手症候群

1．概　要

肩手症候群は複合性局所疼痛症候群（CRPS：Complex Regional Pain Sydrome）の一型とみられており，有痛性肩関節運動障害と同時に同側の手の腫脹を伴っていることが特徴である．脳血管障害後の肩手症候群の割合は10〜30％であり，発症時期は脳血管障害発症後6カ月以内が多い．

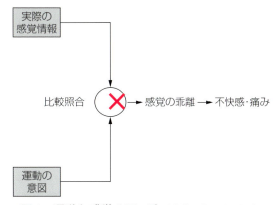

図3　運動と感覚の不一致（文献12）より引用）
意図した運動とその結果を照合し，不一致であった時に，脳は不快感を感じる

2．肩手症候群の発症メカニズム

肩手症候群の臨床症状は多彩であり，発症メカニズムについて末梢の機能異常だけでなく，中枢神経系の機能異常も要因としてあげられているが，いまだ不明な点も多い．

1）神経原性炎症

侵害受容器からの信号が求心性に伝達されると，軸索反射によりほかの侵害受容線維の末端に神経ペプチドが放出され，神経原性炎症が生じる．神経原性炎症によって末梢血管の拡張，発赤，浮腫，神経終末の閾値低下による痛覚過敏といったCRPSの発症初期に観察される症状が認められる．

2）運動と感覚の不一致

健常者に運動の意図と視覚や感覚からの情報に不一致が生じると不快感や痛みが惹起され[9]，例えば線維筋痛症[10]やむちうち症[11]では運動意図と感覚の不一致によって健常者よりも痛みが惹起されることが報告されており，感覚の不一致は病的痛みの一要因と考えられている（図3）．脳卒中症例においては，麻痺側の痙性や弛緩性麻痺などによって自分が意図した運動とその結果が不一致となり不快感が生じる．

3）体性感覚野の受容野間の縮小

CRPS症例では正中神経，尺骨神経をそれ

表1　臨床用複合性局所疼痛症候群（CRPS）判定指標

A．病期のいずれかの時期に以下の自覚症状のうち2項目以上該当すること
ただし，それぞれの項目内のいずれかの症状を満たせばよい
1．皮膚・爪・毛のうちいずれかに萎縮性変化
2．関節可動域制限
3．持続性ないしは不釣合いな痛み，しびれたような針で刺すような痛み（患者が自発的に述べる），知覚過敏
4．発汗の亢進ないしは低下
5．浮腫

B．診断時において，以下の他覚所見の項目を2項目以上該当すること
1．皮膚・爪・毛のうちいずれかに萎縮性変化
2．関節可動域制限
3．アロディニア（触刺激ないしは熱刺激によるもの）ないしは痛覚過敏（ピンプリック）
4．発汗の亢進ないしは低下
5．浮腫

ぞれ刺激した時の受容野間の距離が減少しているほど，過去4週間の痛みの平均値が増加していることが報告されている[13]．また，CRPS症例では患肢の1指と5指の受容野間，手と唇の受容野間はそれぞれ縮小しており，治療（理学療法，非ステロイド薬，抗うつ薬など）によって臨床症状が改善すると，この受容野間の縮小も改善していた[14]．このように受容野間の縮小は病的痛みを惹起する素因となる．実際，脳血管障害後の亜急性期において，体性感覚誘発電位の減弱はCRPSが発症する予測因子となること[15]が報告されており，体性感覚野と病的痛みが関連している可能性がある．

3．肩手症候群の評価

肩手症候群に対してはCRPS判定指標が有用である．判定指標としてはわが国の症例をもとにして作られた指標があり，臨床用，研究用に分けられる．この指標では萎縮性変化，関節拘縮，遷延する痛み，発汗異常，浮腫を評価し，CRPSであるかどうか判定していく（**表1**）．

ニューロリハビリテーションのエビデンス

リハビリテーションがCPSPに有効である報告はいまだ少ない．唯一，有効性が報告されているのは脳血管障害後のCRPSに対する鏡療法である[16,17]．鏡療法は，8症例中7例では痛みが改善したが，一方で対照群では8症例中1例，運動イメージ群では8症例中2例で痛みが改善したのみであった[16]．本稿では鏡療法に加えて，識別課題，ニューロフィードバックについても述べる．

ニューロリハビリテーションの実際

1．鏡療法

1）鏡療法とは

鏡療法は脳の神経系の変調の修正に作用し，幻視痛，CRPSおよびCPSPに効果的であることが報告されている[18]．鏡療法の治療機序として，住谷ら[19]は鏡からの視覚的情報が不十分な患肢からの体性感覚情報入力を代償し，中枢神経系に運動感覚をフィードバックすることで患肢の運動の意図と知覚の不一致が解消され，痛みが緩和すると考察している．つまり，痛みを軽減させるためには，患

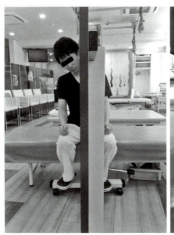 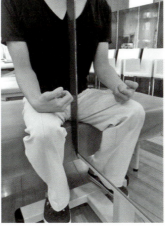

a．基本姿勢　　　　　　　b．観察例

図4　鏡療法のコツ1

肢の随意的な運動イメージが痛みなく行えるかどうかが重要である．脳血管障害後には運動麻痺や感覚麻痺が生じ，運動の不一致が生じやすい状況にあることから，痛みの要因になっている可能性がある．前述したように，鏡療法は脳血管障害後のCRPSに対して有効な治療法であるが，従来の鏡療法（健側上肢を鏡に映し，健肢の手指を自由に運動させ，あたかも患肢が動いているような鏡像を観察させ，患肢が同様の運動をしているようにイメージさせる方法）では十分な患肢の随意的な運動イメージが得られず，疼痛軽減効果が限定的な症例も存在する．このように単に鏡療法を実施しても疼痛軽減効果が不十分な場合，そこで鏡療法を中断するのではなく，まず難易度を一段階落として段階的に実施する工夫が必要である[20]．

また，幻肢痛，脊髄損傷後疼痛，神経障害性疼痛に対して鏡療法を行ったところ，自己固有感覚の痛み（例：ねじれるような）には効果があり，皮膚受容感覚の痛み（例：ナイフで刺されたような）では効果が認められなかったこと[21]が報告されており，痛みの性質を評価することも重要である．近年，SF-MPQ（Short-Form McGill Pain Questionnaire）の15項目に神経障害性疼痛の痛みを反映する7項目を加えたSF-MPQ2が開発された[22]．SF-MPQ2において皮膚受容感覚性疼痛の要素〔例：刃物で突き刺されるような痛み，ちくちくする（ピンや針で刺されたような）〕が強ければ識別課題，自己受容感覚性疼痛の要素（例：重苦しい痛み，ひきつる痛み）が強ければ鏡療法，心理的疼痛の要素（例：気分が重くなるような，恐ろしい）が強ければ認知行動療法・読書療法が適応となり，質問紙の結果から治療手法を変えることが重要である．

2）鏡療法のコツ

ここでは前述を踏まえて，われわれが臨床で行っている鏡療法のコツについて紹介する．

①始める前に患部の身体イメージと運動イメージを確認する．身体イメージは身体描写法によって，自分の身体をどのように感じているかを詳細に記述して確認する．運動イメージは患肢を動かすようにイメージした時に痛みを感じるか，随意的な運動イメージが可能であるかを確認する．

②鏡は鏡像肢と患肢ができるかぎり同じ位置，肢位になるように設定する（**図4a**）．患

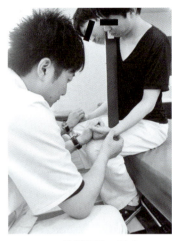 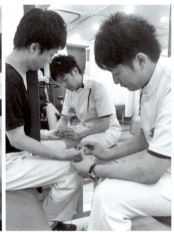 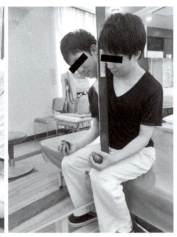

a．他動運動の観察　　b．自動介助運動の観察　　c．物品使用時の観察

図5　鏡療法のコツ2

肢が鏡像肢の位置と異なると鏡像肢を患肢の運動と認識しづらくなるので，注意が必要である．

③鏡像肢を見た時に，自身の四肢のように感じることができるか，副作用（痛みの増強，吐き気など）はあるかを確認する．自身の四肢のように感じられない場合や副作用が認められる場合には，すぐに運動の観察を行わずに，静止した鏡像肢の観察から行う．

④身体イメージに異常がある場合，健肢を患肢の身体イメージに合わせた形にして観察する（**図4b**）．

⑤健肢の位置，肢位を変更する，健肢をできるだけ鏡に近づける，鏡をタッチするなどによって動きを感じやすくなることがある．

⑥健肢を動かし，動いている鏡像肢を見て自分の四肢が動いているように感じられるか確認する．

自分の四肢が動いているように感じられない場合は，動いているように感じやすい運動はないか確認する．もしくはセラピストによる他動運動を観察させる（**図5a**）．

⑦健肢の動きに合わせて鏡像肢を動かしているようなイメージが可能か確認する．運動イメージによって副作用が出ないか確認する．

鏡像肢の運動イメージが困難な場合は，以下を試みる．

・少しでもイメージしやすい運動がないか確認する．
・セラピストの介助を加えた自動介助運動を行う（**図5b**）．
・物を使用する（ボールを転がす，ペンやボールを握るなど，**図5c**）．

⑧鏡像肢を見ながら患肢の運動イメージが可能となれば，鏡のない状況で患肢の運動をイメージしてもらう．

2．識別課題

1）識別課題とは

CRPSにおける2点識別覚閾値の増加，身体イメージの変質，皮膚表面の痛みに対して，皮膚を介したアプローチが有効であることが報告されている．Plegerら[23]はCRPS症例では刺激に対する一次・二次体性感覚野の受容野間の減少や2点識別覚の低下を明らかにしており，さらに2点識別覚と痛みが相関したこと[24]を報告している．Moseleyら[25]は直径2mmと11mmのプローブのどちらかを用いて患肢を刺激した時に，プローブのタイプと

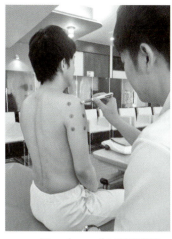 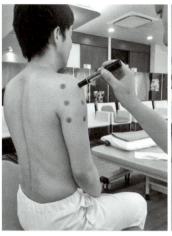 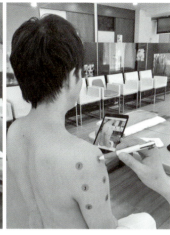

a．細いプローブの識別課題　　b．太いプローブの識別課題　　c．視覚的フィードバック

図6　識別課題のコツ1

刺激位置を識別させる課題を行うと，痛みや2点識別覚が改善することを報告している．また，切断後の幻視痛症例に対して，切断端に対してのスポンジを用いた硬度識別課題や部位識別課題が疼痛軽減に有効なことも報告されている[26]．さらに，識別部位をみると，一次体性感覚野がより活性化すること[27]が明らかとなっており，このような知見を応用してMoseleyら[28]はCRPS症例における患肢に対して触覚の識別を行う時に，鏡療法を参考にして健側の鏡面象を患側と見立てた状態で識別を行うと，除痛効果がより高いことを報告している．

2）識別課題のコツ

識別課題についてはプローブを用いた方法とスポンジを用いた方法を紹介する．

a．部位識別課題（プローブ）

- 種類の大きさの異なるプローブ（ペンなど）とシールを用意する．
- 患部と反対側の触覚および2点識別覚を評価する．
- 患部の2点識別覚と患部の範囲を考慮し，刺激を与える部位数を決める．
- シールに番号をふり，皮膚に貼付する．
- 患者には患部が見えないように設定する．プローブの大きさ，刺激部位ともにランダムに刺激し，プローブの大きさと部位を回答させる（**図6a，b**）．
- 刺激は痛みを与えない程度の強さとし，刺激時間は1, 2秒程度でできるかぎり固定する．

識別が困難な場合の難易度設定としては，

① 刺激部位の数を減らし，刺激部位の間隔を大きくする．

② 正答・誤答についてフィードバックを与える．誤答の差異は最初は具体的に番号も教える．

③ 刺激部位のシールを貼った患部の写真を撮り，写真を見ながら識別課題を行う（視覚的なフィードバックを与える．刺激部位や回数を固定し，正答率を記録すると効果検証がしやすい；**図6c**）．

b．触圧覚識別課題（スポンジ）

① 同じ形で異なる硬さのスポンジを用意する．まず，1種類の硬さのスポンジを患部と反対側の同部位にあて，以下を確認する．

- 患側で感じることができているか？
- 左右どのように感じるか（柔らかさ，形など）？
- 左右の感じ方に違いはあるか？　どの

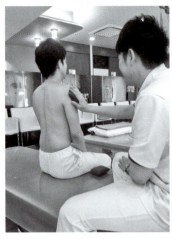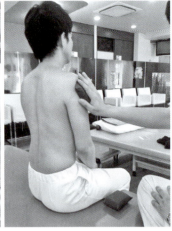

a．柔らかいスポンジの識別課題　　b．硬いスポンジの識別課題

図7　識別課題のコツ2

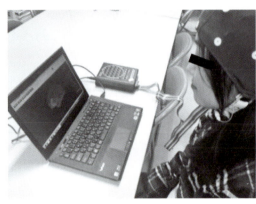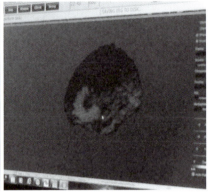

図8　ニューロフィードバックの実践
パソコン画面を見ながら，前帯状回の神経活動を制御する

感覚に注意が向いているか？
② 2種類の異なる硬さのスポンジを患部にあてる（**図7a，b**）．
　感じとれている場合は，
　　・違いをどのように感じるか？
　　・健側でも2種類の異なる硬さのスポンジをあて，健側での感じ方の違いと患側での感じ方の違いは同じか異なるかを確認する．
　感じとれていない場合は，
　　・健側にも同様に2種類の異なる硬さのスポンジをあて，その感じ方の違いを確認する．

　　・確認した後に，もう一度患部に2種類のスポンジをあて，先ほどと感じ方が異なるか？　健側と同じように差を感じとれるか確認する．
　この過程を繰り返し，スポンジの硬さ（圧）の違いに注意が向き，健側・患側が同じように感じとれるように変化すれば，硬さの種類を増やして識別をさせる．

3．ニューロフィードバック

　近年，中枢神経系の変調が関与している痛みに対して，脳の活動を制御し，痛みを緩和させるニューロフィードバックが注目されて

いる．deCharms ら[29]は前帯状回を制御の対象としてリアルタイム fMRI ニューロフィードバックを行ったところ，自律神経訓練よりも慢性疼痛患者の痛みの改善に効果的であったことを報告しており，脳を直接制御することによって痛みが軽減する可能性を示唆している．臨床でより簡便に用いることができる脳波においても線維筋痛症[30]，CRPS[31]および脊髄損傷後[32]の痛みに対して有効性が報告されている．これまでの脳波を用いたニューロフィードバックの報告は大脳皮質表面を治療のターゲットにしていたが，近年，前帯状回や島などの大脳辺縁系を治療のターゲットにすることを可能にした BrainAvatar®（BrainMaster, Inc.）が開発された（**図8**）．われわれは BrainAvatar® を用いて，10年来腰背部の痛みおよび両下肢の不快感にとらわれていた難治性疼痛症例に対して前帯状回のニューロフィードバックを行ったところ，両下肢の不快感の著明な軽減が認められたことを経験している[33]．CPSP に対する効果についてはいまだ不明であるが，脳由来の痛みである CPSP に対して適応は間違いなくあると考えられ，今後の発展が期待される．

🔓 *Conclusion*

痛みに対するニューロリハビリテーションはここ10年で数多く報告されているが，CPSP に対する臨床実践はほぼ皆無である．脳血管障害後の痛みに対しても着目し，ニューロリハビリテーションを実践し，効果が不十分であれば，さらに工夫を重ねて実践するといった姿勢が必要である．

文献

1) 西上智彦：痛み．吉尾雅春，他（編）：標準理学療法学専門分野 神経理学療法学．医学書院，2013，p173，p175.
2) Bowsher D：Stroke and central poststroke pain in an elderly population. *J Pain* **2**：258-261, 2001
3) Andersen G, et al：Incidence of central post-stroke pain. *Pain* **61**：187-193, 1995
4) Leijon G, et al：Central post-stroke pain--neurological symptoms and pain characteristics. *Pain* **36**：13-25, 1989
5) Misra UK, et al：A study of clinical, magnetic resonance imaging, and somatosensory-evoked potential in central post-stroke pain. *J Pain* **9**：1116-1122, 2008
6) Bowsher D：Central pain：clinical and physiological characteristics. *J Neurol Neurosurg Psychiatry* **61**：62-69, 1996
7) Klit H, et al：Central post-stroke pain：clinical characteristics, pathophysiology, and management. *Lancet Neurol* **8**：857-868, 2009
8) 齋藤洋一：慢性疼痛に対する反復経頭蓋磁気刺激療法．慢性疼痛 **29**：21-27, 2010
9) McCabe CS, et al：Simulating sensory-motor incongruence in healthy volunteers：implications for a cortical model of pain. *Rheumatology* **44**：509-516, 2005
10) McCabe CS, et al：Somaesthetic disturbances in fibromyalgia are exaggerated by sensory motor conflict：implications for chronicity of the disease? *Rheumatology* **46**：1587-1592, 2007
11) Daenen L, et al：Altered perception of distorted visual feedback occurs soon after whiplash injury：an experimental study of central nervous system processing. *Pain Physician* **15**：405-413, 2012
12) Giummarra MJ, et al：Phantom limb pain and bodily awareness：current concepts and future directions. *Curr Opin Anaesthesiol* **24**：524-531, 2011
13) Pleger B, et al：Mean sustained pain levels are linked to hemispherical side-to-side differences of primary somatosensory cortex in the complex regional pain syndrome I. *Exp Brain Res* **155**：115-119, 2004
14) Maihöfner C, et al：Cortical reorganization during recovery from complex regional pain syndrome. *Neurology* **63**：693-701, 2004
15) Han EY, et al：Absent median somatosensory evoked potential is a predictor of type I complex regional pain syndrome after stroke. *Dis abil Rehabil* **36**：1080-1084, 2014

16) Cacchio A, et al：Mirror therapy for chronic complex regional pain syndrome type 1 and stroke. *N Engl J Med* **361**：634-636, 2009

17) Cacchio A, et al：Mirror therapy in complex regional pain syndrome type 1 of the upper limb in stroke patients. *Neurorehabil Neural Repair* **23**：792-799, 2009

18) Deconinck FJ, et al：Reflections on Mirror Therapy：A Systematic Review of the Effect of Mirror Visual Feedback on the Brain. *Neurorehabil Neural Repair* **29**：349-361, 2015

19) 住谷昌彦, 他：神経リハビリテーション治療. 脳 **21** **17**：238-245, 2014

20) 西上智彦：皮膚の痛みに対する理学療法. 理学療法 **30**：411-416, 2013

21) Sumitani M, et al：Mirror visual feedback alleviates deafferentation pain, depending on qualitative aspects of the pain：a preliminary report. *Rheumatology* **47**：1038-1043, 2008

22) 圓尾知之, 他：痛みの評価尺度・日本語版 Short-Form McGill Pain Questionnaire 2（SF-MPQ-2）の作成とその信頼性と妥当性の検討. *PAIN RESEARCH* **28**：43-53, 2013

23) Pleger B, et al：Patterns of cortical reorganization parallel impaired tactile discrimination and pain intensity in complex regional pain syndrome. *Neuroimage* **32**：503-510, 2006

24) Pleger B, et al：Mean sustained pain levels are linked to hemispherical side-to-side differences of primary somatosensory cortex in the complex regional pain syndrome Ⅰ. *Exp Brain Res* **155**：115-119, 2004

25) Moseley GL, et al：Tactile discrimination, but not tactile stimulation alone, reduces chronic limb pain. *Pain* **137**：600-608, 2007

26) Osumi M, et al：Early Intervention with a Tactile Discrimination Task for Phantom Limb Pain that is Related to Superficial Pain：Two Case Reports. *J Nov Physiother*, 2012（http://www.omicsgroup.org/journals/2165-7025/2165-7025-S1-003.php?aid＝8987）2015 年 11 月 1 日閲覧

27) Cardini F, et al：Vision of the body modulates somatosensory intracortical inhibition. *Cereb Cortex* **21**：2014-2022, 2011

28) Moseley GL, et al：The effect of tactile discrimination training is enhanced when patients watch the reflected image of their unaffected limb during training. *Pain* **144**：314-319, 2009

29) deCharms RC, et al：Control over brain activation and pain learned by using real-time functional MRI. *Proc Natl Acad Sci U S A* **102**：18626-18631, 2005

30) Kayiran S, et al：Neurofeedback intervention in fibromyalgia syndrome；a randomized, controlled, rater blind clinical trial. *Appl Psychophysiol Biofeedback* **35**：293-302, 2010

31) Jensen M, et al：Neurofeedback treatment for pain associated with complex regional pain syndrome type Ⅰ：A case series. *Journal of Neurotherapy* **11**：45-53, 2007

32) Jensen MP, et al：Steps toward developing an EEG biofeedback treatment for chronic pain. *Appl Psychophysiol Biofeedback* **38**：101-108, 2013

33) 西上智彦, 他：ニューロフィードバックによって 10 年来の両下肢の不快感が著明に減少した症例について. 第 49 回日本理学療法学術大会, 2014

理学療法 MOOK 19
ニューロリハと理学療法

発　　　　行	2016 年 4 月 21 日　第 1 版第 1 刷©
シリーズ編集	福井　勉・神津　玲・大畑光司・甲田宗嗣
責 任 編 集	大畑光司
発 行 者	青山　智
発 行 所	株式会社 三輪書店
	〒 113-0033 東京都文京区本郷 6-17-9　本郷綱ビル
	☎ 03-3816-7796　FAX 03-3816-7756
	http://www.miwapubl.com
印 刷 所	三報社印刷 株式会社

本書の無断複写・複製・転載は，著作権・出版権の侵害となることが
ありますのでご注意ください．

ISBN 978-4-89590-550-3　C 3047

JCOPY　＜(社)出版者著作権管理機構 委託出版物＞

本書の無断複製は著作権法上での例外を除き禁じられています．
複製される場合は，そのつど事前に，(社)出版者著作権管理機構
(電話 03-3513-6969，FAX 03-3513-6979，e-mail: info@jcopy.
or.jp) の許諾を得てください．

■ 早期離床に向けたICU理学療法の"いま"がわかる!!

理学療法MOOK 18

ICUの理学療法

責任編集　神津 玲

● 定価（本体 4,800円+税）
B5　330頁　2015年　ISBN 978-4-89590-528-2

近年、急性期医療の目覚ましい発展により、ICUでは救命率向上を目標とした短期的予後の改善のみならず、回復期の生活を見据えた長期予後、特に身体機能やQOLを意識した治療管理のあり方が求められている。そのような中、理学療法は患者の長期機能予後を改善する非常に重要な手段である。

本書では、ICUという特殊な環境下にある重症患者の病態理解、治療と管理方法、各種医療機器、モニター、薬剤など、ICU理学療法に必要不可欠な知識をわかりすく解説。さらに、理学療法の基本的技術に加えて、安全管理の方法、理学療法部門の人員および勤務体制、教育のあり方までを、最新の知見を交え、実践的知識・プロセスが理解できる。

この領域の理学療法は、比較的に新しく、ICUスタッフとして患者の期待に応え、信頼を得ることが先決である。その具体的解決策・情報が満載に詰まった至高の一冊である。

■ 主な内容 ■

第1章　病態理解のための基礎知識
1. 生体侵襲とその反応 - 重症患者の病態
2. 呼吸不全
3. 循環障害
4. 腎機能障害
5. 重症患者における栄養および代謝障害
6. 感染症, 炎症, 多臓器不全
7. せん妄と認知機能障害
8. 神経学的問題
　―長期臥床とICUAWを含む
9. ICU患者の長期予後

第2章　治療・管理
1. 重症患者評価と治療・管理の基本
2. 呼吸管理
3. 循環管理
4. 急性血液浄化法
5. 栄養管理
6. 感染管理・対策
7. 鎮痛・鎮静管理
8. 神経集中治療
9. 術後管理

第3章　理学療法のプログラミングと実際
1. 重症患者における早期理学療法の基本的考え方
2. 重症患者の理学療法評価
3. 安全管理
4. 理学療法の基本手技
5. 周術期理学療法
6. 人工呼吸管理・酸素化不良・離脱困難例
7. 循環不全
8. 重症感染症の合併
9. 意識障害・長期間にわたる深鎮静
10. 外傷
11. ICU理学療法のための体制づくり

好評既刊　理学療法MOOK

理学療法MOOK 1	脳損傷の理学療法① [第2版]　超早期から急性期のリハビリテーション	理学療法MOOK 9	スポーツ傷害の理学療法 [第2版]
理学療法MOOK 2	脳損傷の理学療法② [第2版]　回復期から維持期のリハビリテーション	理学療法MOOK 10	高齢者の理学療法 [第2版]
理学療法MOOK 3	疼痛の理学療法 [第2版]	理学療法MOOK 11	健康増進と介護予防 [増補版]
理学療法MOOK 4	呼吸理学療法 [第2版]	理学療法MOOK 12	循環器疾患のリハビリテーション
理学療法MOOK 5	物理療法	理学療法MOOK 13	QOLと理学療法
理学療法MOOK 6	運動分析	理学療法MOOK 14	腰痛の理学療法
理学療法MOOK 7	義肢装具	理学療法MOOK 15	子どもの理学療法
理学療法MOOK 8	下肢関節疾患の理学療法	理学療法MOOK 16	脳科学と理学療法
		理学療法MOOK 17	理学療法技術の再検証　科学的技術の確立に向けて

お求めの三輪書店の出版物が小売書店にない場合は、その書店にご注文ください。お急ぎの場合は直接小社に。

 三輪書店　〒113-0033 東京都文京区本郷6-17-9 本郷綱ビル
編集☎03-3816-7796　FAX03-3816-7756　販売☎03-6801-8357　FAX03-6801-8352
ホームページ：https://www.miwapubl.com